汉竹编著·健康爱家系列

U0147377

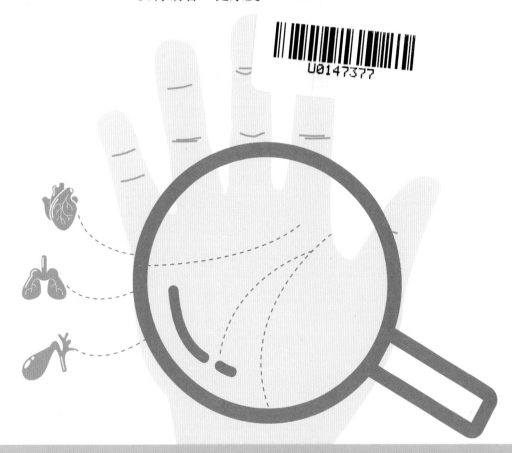

手诊手疗
快速入门

主编 王 亮

江苏凤凰科学技术出版社

全国百佳图书出版单位

·南京·

图书在版编目（CIP）数据

手诊手疗快速入门 / 王亮主编 . — 南京 : 江苏凤凰
科学技术出版社 , 2023.4（2024.05 重印）
（汉竹·健康爱家系列）
ISBN 978-7-5713-3193-1

Ⅰ . ①手… Ⅱ . ①王… Ⅲ . ①掌纹 – 望诊（中医）
Ⅳ . ① R241.29

中国版本图书馆 CIP 数据核字（2022）第 158038 号

中国健康生活图书实力品牌

手诊手疗快速入门

主　　　编	王　亮
编　　　著	汉　竹
责 任 编 辑	刘玉锋　黄翠香
特 邀 编 辑	蒋静丽　李　翠
责 任 校 对	仲　敏
责 任 监 制	刘文洋

出 版 发 行	江苏凤凰科学技术出版社
出版社地址	南京市湖南路 1 号 A 楼，邮编：210009
出版社网址	http://www.pspress.cn
印　　　刷	苏州工业园区美柯乐制版印务有限责任公司

开　　　本	720 mm×1 000 mm　1/16
印　　　张	11
字　　　数	220 000
版　　　次	2023 年 4 月第 1 版
印　　　次	2024 年 5 月第 3 次印刷

标 准 书 号	ISBN 978-7-5713-3193-1
定　　　价	39.80 元

图书如有印装质量问题，可向我社印务部调换。

导读

主　编：王亮
副主编：陈镇

中医手诊主要是通过观察手的掌纹、色泽、形态、指甲等变化来综合诊断疾病的方法，属于中医望诊的范畴。

俗话说"十指连心"，手上有多条循行经脉，这些经脉与全身的脏腑相应、气血相通，当脏腑、气血发生病变时就会从手的形态、色泽、脉络等的变化中反映出来，因此，通过看手可以诊断脏腑病变，提前预防疾病。此外，手上有着非常丰富的神经末梢和毛细血管，还有许多穴位与反应点，通过手部按摩可以调理和改善身体状况，减轻病痛。

本书本着普及中医知识的原则，系统地介绍了手诊的基础知识：精选手部常见经穴，通过手部脏腑对应区、掌形、掌色、掌纹、手指、指甲等方面的变化预测疾病；列举30余种常见病，通过手部异常变化识别疾病，并运用手部按摩及手疗操缓解症状，让零基础的中医爱好者也能看得懂、学得会、用得上，是一本实用的中医自诊自疗指导用书。

手部脏腑对应区示意图①

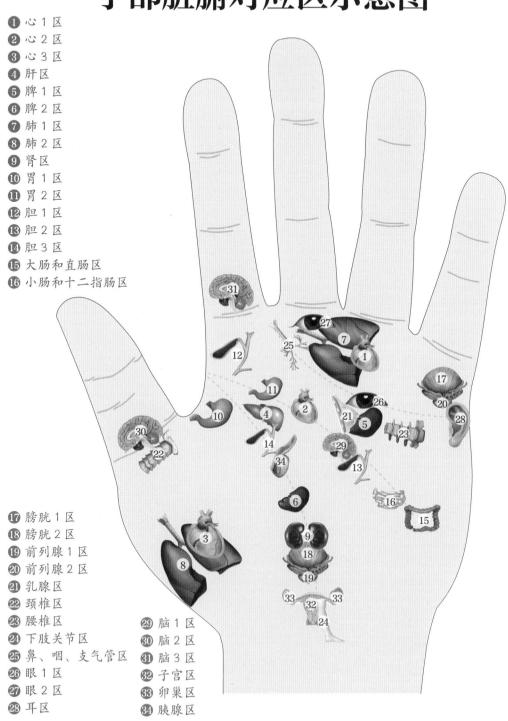

- ① 心1区
- ② 心2区
- ③ 心3区
- ④ 肝区
- ⑤ 脾1区
- ⑥ 脾2区
- ⑦ 肺1区
- ⑧ 肺2区
- ⑨ 肾区
- ⑩ 胃1区
- ⑪ 胃2区
- ⑫ 胆1区
- ⑬ 胆2区
- ⑭ 胆3区
- ⑮ 大肠和直肠区
- ⑯ 小肠和十二指肠区

- ⑰ 膀胱1区
- ⑱ 膀胱2区
- ⑲ 前列腺1区
- ⑳ 前列腺2区
- ㉑ 乳腺区
- ㉒ 颈椎区
- ㉓ 腰椎区
- ㉔ 下肢关节区
- ㉕ 鼻、咽、支气管区
- ㉖ 眼1区
- ㉗ 眼2区
- ㉘ 耳区

- ㉙ 脑1区
- ㉚ 脑2区
- ㉛ 脑3区
- ㉜ 子宫区
- ㉝ 卵巢区
- ㉞ 胰腺区

①手部脏腑对应区位置在业内有多个版本，部分脏腑对应区位置不统一。此图在临床实践的基础上加以整理，仅供参考，具体诊断时要因人而异。

常见 14 条手纹线示意图

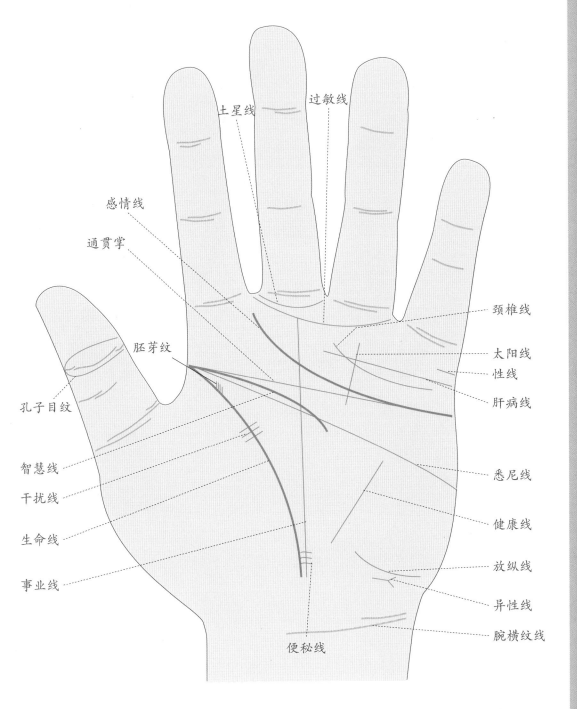

土星线

过敏线

感情线

通贯掌

胚芽纹

孔子目纹

智慧线

干扰线

生命线

事业线

颈椎线

太阳线

性线

肝病线

悉尼线

健康线

放纵线

异性线

腕横纹线

便秘线

手部穴位示意图

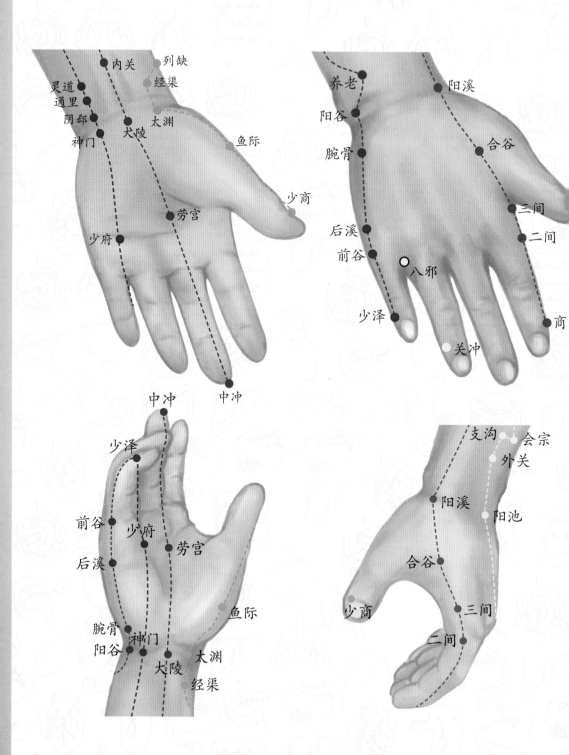

目录

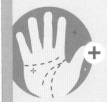
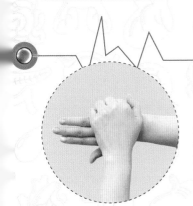

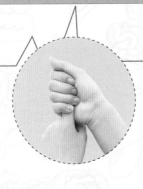

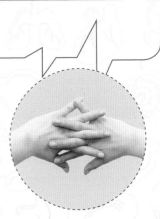

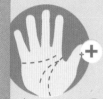

第二章

手部的经络穴位与脏腑对应区

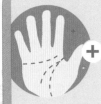

第三章

看掌形、掌色，辨体质阴阳盛衰

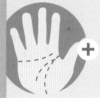

看掌纹，
体察脏腑的盛衰

80 病理纹——提示疾病的信号

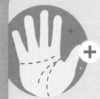
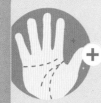

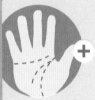

第七章

常见病的手诊手疗法

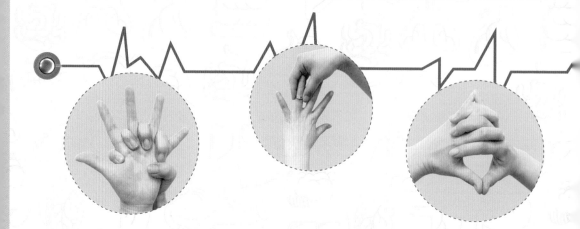

第一章

手诊，神奇的中医诊断法

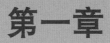

　　手诊在中国具有悠久的历史，中国也是世界上应用手诊医学比较早的国家。手，蕴涵两仪三才之道，囊括太极五行之秘。故其大也，天地都在一掌之中；其小也，五脏六腑均历历在"手"。通过了解手诊原理和注意事项等基础知识，可以更好地理解手诊，学会手诊。

手是反映人体健康的窗口

手诊是指运用视觉、触觉等方式，通过观察手的纹路、形态、变化、规律等方式，对人体脏腑器官的变化进行推测的一种诊断手段。

手部经络、神经、微循环丰富

《黄帝内经》认为，经络是运行全身气血、联络脏腑，沟通人体内外环境的通路，其功能在于：行血气、决生死、处百病、调虚实。因为脏腑通过经脉、络脉、皮部和体表建立了联系，所以脏腑的功能活动和气血盛衰均可以通过手部反映出来。

手部有丰富的经络穴位

手上穴位丰富，可以通过经络与脏腑互相连接和传递信息，手的不同部位反映了五脏六腑的健康状况，当手部出现异常变化时，预示着相对应区脏腑可能出现了病变。当人心情紧张时，容易手心冒汗，这是内脏紧张的一种表现。由此可见，手与周身器官密切相通，是反映内脏的窗口。脏腑如果有阴阳不调的症状，手掌也会发出信号。

手掌是末梢神经的集中区

古人云，十指连心，这是因为手掌有丰富的神经系统，可以通过大脑迅速传递五脏六腑的信息。根据解剖发现，手指上的神经非常丰富，这说明手掌皮肤的敏感度远高于身体其他部位的皮肤。当用针刺的方法对比掌心和掌背的刺激反应时，掌心反应比掌背反应更强烈且迅速。当我们接触并需要了解某一物体时，都会将手作为工具，这是因为手对冷热、软硬、干湿、涩滑的感觉比其他部位都要敏感。

手掌皮下血液循环和微循环丰富而密集

手掌的皮下有丰富而密集的血液循环和微循环，从而导致人体大量生物电信息和非生物电信息在掌中聚集。在手掌纹理微循环控制的区域，由于供血和微循环调节的变化和影响，使得手掌皮下组织发生变化。这种变化使细胞的分解代谢受到影响，即在局部出现隆凸或凹陷的表征，如青筋（静脉血管）凸起，是体内生理废物积滞，导致血液循环不畅引起的。

手与脏腑关系密切

手与脏腑有着十分密切的关系，可以说手是人体的第二脏腑。手主要通过经络与脏腑产生一定的联系，所以脏腑的生理状态、病理变化也能够从手部的一些征象表现出来。

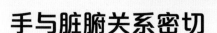

≫ 手与心的联系

中医认为，大脑皮层的精神意识和思维活动都由心来主导。《素问》记载："心者，君主之官，神明出焉。"《灵枢》也有记载："所以任物者，谓之心。"从记载中可以得知，手主要受心的支配。此外，心主血脉，若心血充足，经脉流畅，手也会和面部一样红润有光泽。

≫ 手与肝的联系

肝主筋，其华在爪。爪是手的异称，筋则包括肌腱、韧带等结缔组织，它的主要功能为联络骨节，主司运动。《素问》记载："肝主身之筋膜。"爪的营养来源与筋相同，故称"爪为筋之余"。肝的盛衰可影响到爪甲荣枯的变化，若肝血充盈则爪甲就坚韧、红润、有光泽；肝血不足，则爪甲多薄而软，甚至苍白、干枯、变形而易脆裂。小儿高热可见指甲发青，多为惊厥动风的先兆。肝血不足，筋失濡养，筋脉拘挛，手足屈伸无力，热病耗伤肝血，血不养筋，容易出现手足震颤、抽搐。故望手、诊手对判断肝的生理病理变化有一定的参考价值。

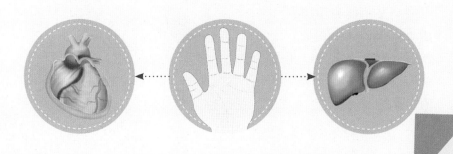

>>> 手与肺的联系

肺是人体中的"娇脏"，为魄之处，气之主。这里的气指营气、卫气、宗气，是人体内的精微物质。这些营养物质靠肺的输布布散周身，使手能够维持正常的活动。正如明代医学家张景岳所说："经脉流动，必由于气，气主于肺，故为百脉之朝会。"意思是脚之所以能走路，手之所以能拿东西，不仅仅是靠肝血的濡养、心气的推动，还要靠肺的输布才可以完成这种支配。

>>> 手与脾胃的联系

《黄帝内经》记载"脾生肉""脾主四肢""四肢皆禀气于胃"。脾有运化水谷精微的功能，脾气健旺，化源充足，则肌肉丰满，四肢强劲，手灵活有力。反之，若脾失健运，化源不足，肌肉四末失养，以致肌肉消瘦，四肢倦怠无力，手软下垂不能握。

又有人以"脾主肌肉、四肢"的理论为指导，对周期性瘫痪，发病时四肢完全不能自主随意活动的患者，采用健脾、和胃、补气、利湿、化痰的方法，获得了明显的疗效。

>>> 手与肾的联系

中医理论认为，肾为先天，主骨、生髓，通于脑。肾气充足，骨质坚硬，手足强劲。反之，肾气不充，骨质不坚，腰脊酸软，手摄无力。脊髓上通于脑，脑为髓海，肾精充足，髓海满盈，脑的功能就健旺，思考敏捷，手就反应灵敏。又有"肾主伎巧"之说，意思就是肾气充盛，则动作轻巧灵敏。反之，髓海空虚，则精神萎靡，反应迟钝，智力低下。另外，肺主呼气，肾主纳气，肾气不纳，喘息疲惫，手握无力，久之可见手指肿大如鼓槌，手不能握，导致肺心病、心力衰竭等症，出现中医肾阳虚衰的症候。

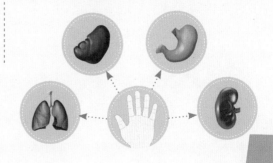

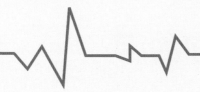

手诊的优势

　　手诊是一门中医学科，相当于掌纹诊病学和掌部医学。在长期的研究中发现，手纹、手形、手的气色、皮纹、指甲与手掌的医学研究有着同等重要的地位，都属于手诊的范畴。在当前的研究阶段，手诊可称为"掌部诊病学"或"手诊学"。

　　说起诊断方法可能不少人会有疑问，现代医学方法这么先进，医疗设备如此完善，还需要这种古老的诊病方法吗？

　　当然需要。虽然现代医学的仪器、化验等检测手段都具备一定的科学基础，但也有不足之处。比如，不少疾病在早期阶段无法查出，直到病发时才可以确诊，这样通常会延误患者的治疗时间，从而错过较佳的治疗时机，而且任何医疗器械都有一定的误诊率，即便是核磁、电子计算机断层扫描（CT）等先进的仪器也不例外。

　　那么，手诊究竟有什么独特优势呢？

✓ 准确率高

　　手诊经过了长期的实践验证，其准确率很高。手诊的结论可靠，人为误差小，这是它的一大特点。

✓ 实用性强

　　手诊的实用性很强，一般只需要十几分钟就能够对一个人的全身健康状况做出初步的诊断。此方法直观、便捷，不需要借助昂贵的医疗设备，不仅可以提高诊断的准确性，还可以节省不必要的检查费用。而且，由于中国的医疗资源分布不均，一些偏远地区的人们不方便到医院就医，手诊就可以弥补这些不足。

✓ 预测性可靠

　　手诊不仅可以诊断出患者的现有疾病，而且也可以对人们身体的健康状况和某些疾病做出超前判断，就是通常所说的超前诊断，能够防患于未然。特别是在心脏病和脑血管疾病方面，诊断结果比较可靠，这个特点比许多仪器诊断更具有优越性。

教你认识你的手

　　手是阴阳经脉气血交合联络的部位，经络系统中十二正经均起止于手足，与手相关的有手三阳经和手三阴经。这些经脉与全身的脏腑相应、气血相通，当脏腑、气血发生病变时，就会从手的形态、色泽、脉络等变化中反映出来。了解手部的组成结构以及与身体其他部位之间的关系，从而为手诊打好理论基础。

人的手部结构

　　手部的组成结构包括手骨、肌肉、血液循环、神经系统和皮肤 5 个部分，手诊中研究的只是手部的外部特征，却关系到整只手，甚至身体的各个部位。下面了解一下手的外部构造。

　　手可分为腕部、手掌、手背和手指 4 个部位。腕部为胳膊下端与手相连的部分，分为腕前区和腕后区；腕前区与手指之间的部位为手掌；手掌中央的凹陷为掌心；掌心内外两侧呈鱼腹状的隆起部位分别为大鱼际和小鱼际；手指和腕后区之间的部位为手背；手指可分为指腹、指尖、指甲。

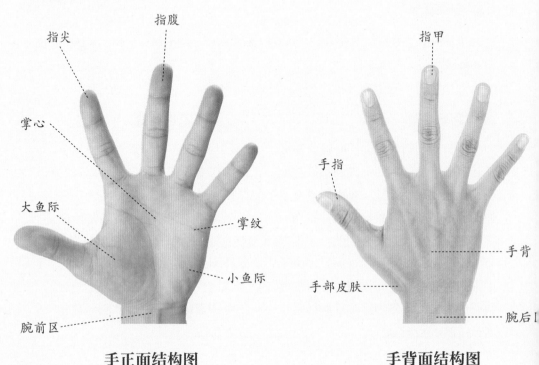

手正面结构图　　　　　　　　手背面结构图

⟫⟫ 手骨 ·

手掌是指从腕部横纹到手指末端这一部位，分为腕骨、掌骨和指骨，它们是手掌活动的主要支撑部分。

⟫⟫ 肌肉 ·

手部肌肉共分为3个群：即外侧群、内侧群和中间群。外侧群位于拇指侧，形成隆起的部分称"大鱼际"；内侧群位于小指侧，形成隆起的部分称为"小鱼际"；中间群位于手掌中心，统称为"手掌内部肌肉"。掌背虽然比较消瘦，但有来自前臂的20条肌肉。手部的肌肉决定了手功能活动的精巧有力。

⟫⟫ 血液循环 ·

手部的血液循环由桡动脉、桡静脉、尺动脉与尺静脉的血管提供，它们在掌心形成深、浅2个弓形，并在上面分出许多毛细血管。这些毛细血管内流动的血液与来自腋窝、肘窝的淋巴结内流动的淋巴液一起，保持手部良好的血液循环与营养供应，为手部提供运动能量。

⟫⟫ 神经系统 ·

手部的神经主要是来自前臂的正中神经、尺神经和桡神经。它们像血管那样层层分支直至末梢，是大脑向掌部传递命令的渠道和营养调节控制系统。

⟫⟫ 皮肤 ·

手部皮肤分为真皮层和表皮层两部分。手指和手掌的皮肤组织紧密，并且指掌皮肤没有毛，汗腺很丰富。在表皮层有明显的纹理，能耐受较大的压力，使手掌握物时有力且不易滑脱。人类皮纹的生成与基因遗传和胚胎发育有着密切的关系。手部皮肤的纹理开始于胎儿第6~7周，6个月发育基本完成。手掌腹面分布着指纹和掌纹，指掌纹最下一层称作"肤纹"，它与基因遗传密切相关；而肤纹之上的表层线纹，才是观病、诊病的重要依据。研究证明，指掌的皮纹定形之后不会有太大变化，而掌部表层的线和纹却会因为受到人体外部或内部的刺激和干扰，发生显性或隐性的改变。因此，结合相关体表特征就可以预测、诊断身体的健康状况。

手主要由皮肤、手骨、肌肉、血液循环和神经系统组成，它们既独立，又统一，各自具有不同的作用，共同形成一个整体，供给手部的营养，支撑手部的活动。

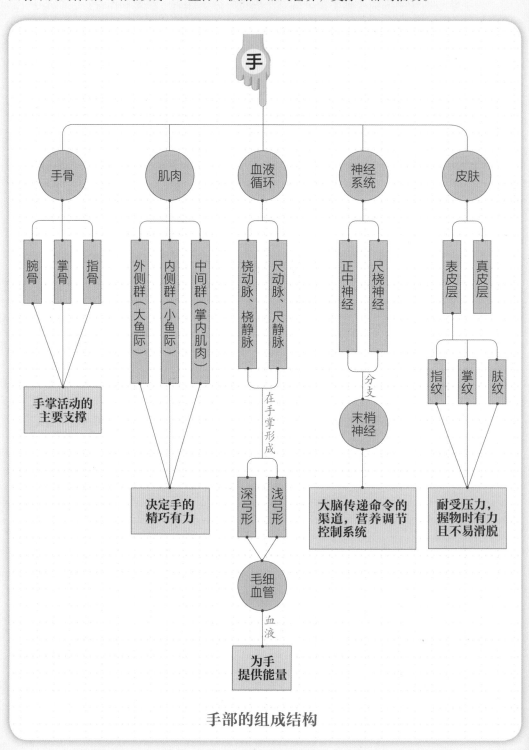

手部的组成结构

手掌上的九宫八卦与五行星丘

在望手诊病中，手掌可根据九宫八卦与五行星丘两种方式进行划分。根据这两种方法，可以指导预测身体不同脏腑器官的健康或病理性变化。

手掌上的九宫八卦

中国古代按易经八卦，把手掌分为震、巽、离、坤、兑、乾、坎、艮，加上掌心明堂一共九区，俗称"九宫"，各个区域的位置所呈现出的形态、颜色变化等，可代表相应脏腑的健康和疾患情况，具有一定的病理意义。

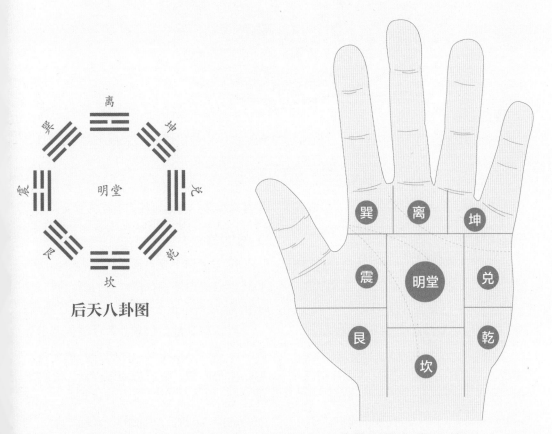

后天八卦图

手掌上的九宫八卦图

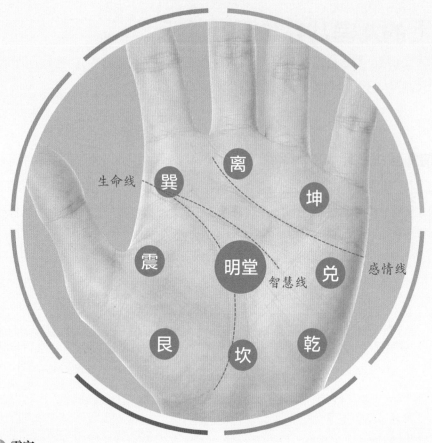

生命线　巽　离　坤

震　明堂　兑　感情线

智慧线

艮　坎　乾

❶ 震宫

位于巽宫下方。震宫反映胃、肝、胆、生殖功能、内分泌情况。健康的震宫有弹性，色泽红润。

震宫苍白、肉薄，表示性功能差。震宫平软，有许多细乱的纹线，反映因精神紧张、生活无规律，导致胃肠功能紊乱，吸收不好。震宫纵纹多，提示可能患有支气管炎。

❷ 巽宫

位于食指下方，拇指指头大小。巽宫提示胃及十二指肠的病变，以及反映肝胆生理调节功能，比如胆是否发生病变、近期情绪是否稳定、精力是否充沛。

巽宫扁平低陷，纹路散乱，缺乏光泽者，提示肝胆功能不强，容易疲劳乏力、失眠。此区域出现"□"形纹，提示肝胆解毒能力降低；出现不规则"○"形纹，提示可能患脂肪肝。

❸ 离宫

位于中指下方，拇指指头大小，反映心脏、血液循环以及眼、耳、鼻、喉五官的状况。离宫以正常红润隆起、有弹性为佳。

离宫有杂乱的纹理，色泽暗，表示心脏功能弱，供血不足，或受到其他损害，容易出现心悸、血压波动等症状。离宫出现"米"字纹，提示有患心肌缺血、心绞痛的危险。离宫过于低陷，青筋浮起，表示心力衰弱或心火旺盛。

❹ 坤宫

坤宫位于无名指和小指下方，感情线上方，反映呼吸系统及生殖系统状况。

坤宫乱纹多，色泽偏暗，表示肠道消化吸收功能减弱，泌尿生殖系统有慢性炎症。若坤宫位置低陷无肉，手掌肤色苍白无血色，表示生殖功能弱，女性容易宫寒不孕。

❼ 坎宫

位于腕横纹中间上方，反映泌尿生殖系统功能的强弱和肾的健康状况。坎宫隆起，肉软光润，反映泌尿生殖系统功能良好。

坎宫低陷，青筋浮起，有乱纹或异常斑点，提示男性易患前列腺炎，女性易患月经不调、阴道炎、子宫肌瘤等症。

❺ 兑宫

位于感情线下方的小鱼际处，提示呼吸系统和胃肠功能情况。兑宫隆而高，色泽红润，表示身体健康。

兑宫出现杂乱纹、"十"字纹、"米"字纹、"□"形纹，以及多条平行的健康线，提示肠道功能出现异常或呼吸功能差。兑宫低陷，有浮筋，肤色枯白，反映呼吸系统有慢性炎症，易患肺气肿。

❽ 艮宫

位于拇指指丘下半部，生命线下半部范围内，反映脾胃状况。艮宫隆起，肌肉软而光润，表示脾胃功能良好。

艮宫色暗、皮粗、纹路散乱，表示脾胃功能差。艮宫静脉浮显，提示大便干燥。艮宫出现塌陷，色泽呈青黄色，说明体内微循环较差，需要加强调理。

❻ 乾宫

位于小鱼际下侧，腕横纹上面，反映内分泌系统状况。健康的乾宫色泽红润，光滑丰满，无乱纹。

乾宫纹路散乱，皮粗，表示抑郁，易患神经衰弱。乾宫低陷，筋浮骨显，肤色白，反映呼吸系统功能衰弱。乾宫中间部位呈边缘不清的斑状，提示血糖偏高，易患糖尿病。乾宫中间部位呈点状，提示阑尾有问题。

❾ 明堂

又被称为"中宫"，位于手掌中央，智慧线下方。明堂反映心血管系统功能的强弱和脾胃消化系统状况。明堂宜凹，色正，表示身体健康，情绪稳定。

明堂纹路多而散乱，表示心情忧郁，失眠，身体虚弱。若肤色青暗，提示与胃病有关。明堂潮红灼热，表示虚火上升，易患慢性消耗性疾病。明堂冰凉，掌色枯白，表示循环功能衰弱，易患消化不良。

手掌上的五行星丘

五行星丘划分法是近代学者结合宇宙中太阳系的星体，根据"天人合一"的原理，划分手掌的一种方法。五行主要表现金、木、水、火、土五种物质状态之间相生相克的关系。传统中医经常用五行相生相克的理论来指导诊病。

五行图

丘，本意是指丘或陵，因手掌突起的肉垫很像小山，所以被称为"星丘"。专家学者根据宇宙中太阳系的星体（金、木、水、火、土、太阳、月亮、地球）将手掌划分为九个星丘，即木星丘、土星丘、太阳丘、水星丘、第二火星丘、月丘、地丘、金星丘、第一火星丘，掌心位置是火星平原。与中国古代医学按《易经》将手掌分成九宫八卦相比，两种不同的手掌分区其病理意义十分相似。

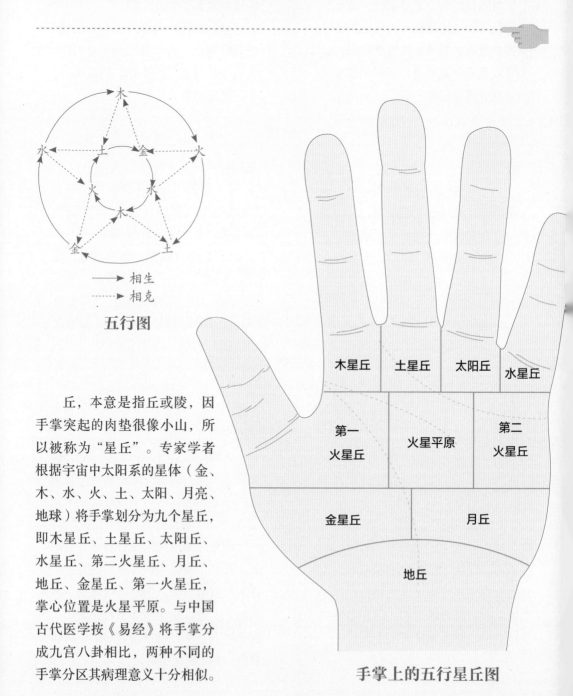

手掌上的五行星丘图

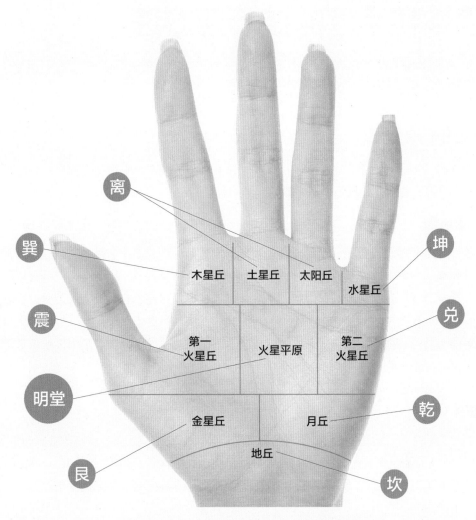

九宫八卦与五行星丘手掌对应图

　　九星丘的位置划分中，木星丘在食指的下方，土星丘在中指的下方，太阳丘在无名指下方，水星丘在小指的下方，拇指根部的隆起部分名为金星丘，金星丘的右侧靠掌侧直到手腕线的隆起部分为月丘，金星丘和月丘以下至手腕线以上为地丘。

　　另外，手掌中央的部分是火星平原，其左侧近拇指处的隆起部分是第一火星丘，而右侧近小指处的隆起部分则为第二火星丘。

　　五行星丘的区域划分与九宫八卦的区域相对应，即第一火星丘对应震位，木星丘对应巽位，土星丘和太阳丘对应离位，水星丘对应坤位，第二火星丘对应兑位，月丘对应乾位，地丘对应坎位，金星丘对应艮位，火星平原对应明堂。

手诊和手疗的技巧与方法

手诊和手疗时也有一些技巧和方法，学会这些方法可以帮助我们更好地诊病断病，调理身体。

手诊时看什么

手诊时，对手形、手色、手指、指甲、手纹等方面的观察是手诊基本的参照。此外，也要考虑年龄、性别、环境等因素的影响。

看手掌色泽

健康人的手掌呈淡红色，色泽光润，掌部肌肉富有弹性。若手掌呈白色，提示肺部可能出现疾病；手掌晦暗无华，提示肾脏可能有病变；手掌呈黄色，提示脾胃或肝脏可能有病变；手掌呈绛红色，提示心火过盛；手掌呈绿色，提示可能患有脾胃病或贫血；手掌大鱼际、小鱼际部位出现片状红赤，为肝掌，提示可能患有慢性肝炎、肝硬化；掌心经常冒汗，提示可能为神经衰弱；掌心出现瘀血状紫色，掌心肉较软，缺乏弹性，用手指按压后迟迟不能平复，可能是危急信号，提示心肾功能衰竭。

看指甲

指甲为筋之余，肝主筋，望指甲不仅可以测知肝胆病，还可以了解全身其他脏腑的情况。正常指甲色泽淡红，平滑光亮，以手压之，放松后血色立即恢复，表明气血充足，经脉流畅。指甲颜色不同，主病不同，如白色多主寒证、虚证，红色多主热证，黄色为湿热熏蒸之故，青色多主寒凝。

看五指形态、色泽

健康的人五指丰满、圆润、有力，长短搭配比例适当。拇指圆长强壮；食指圆秀强壮，外形直；中指圆长健壮，指节等长；无名指圆秀挺直；小指细长明直。若指端呈鼓槌形，提示可能患有呼吸系统、循环系统疾病；指端呈汤匙形，提示可能患有糖尿病或高血压。

看掌纹

掌纹可分为主线、辅线和病理纹。有的掌纹是先天形成的，不易改变，反映先天的身体状况，如生命线、智慧线和感情线。有的掌纹是后天因素造成的，会随着身体健康状况的变化而生长或消退，如健康线、过敏线或干扰线等。病理纹则是一些特殊的纹理，是身体出现疾病的信号，不同部位出现病理纹，说明相应的脏腑对应区可能出现了问题。

手疗的作用原理及方法

手疗既能调理疾病，又能养生保健。较之其他调理方法，手疗有简单易掌握、适用范围广、符合科学性、调理效果好、医疗成本低、没有副作用等多种优势，因此受到越来越多人的认可。

✓ 手疗的作用原理

一切疾病的发生都是通过内因、外因等致病因子作用于腑脏，导致腑脏功能失调、体内阴阳失衡的结果。手疗的意义在于运用按摩、针刺等手段，通过刺激双手产生一定的信息，从而作用于体内，改变腑脏功能。这些信息通过经络系统和神经系统的传递达到了其恢复人体阴阳平衡状态的目的。

血液是人体赖以生存的必要前提，血液循环必须畅通，周而复始，循环往复，以供养全身各组织器官活动的需要。血液的正常循环有赖于心脏正常的生理功能。在手部，有两条经脉直接与心脏相关，即手少阴心经和手厥阴心包经。同时，手部还分布着大量的毛细血管和淋巴等。如果对双手穴位或者全息穴等实施按摩、针刺和药疗等方法，给予适当刺激，可以促使毛细血管扩张、血流加快、血流量加大、淋巴管扩张、神经末梢产生兴奋，从而促进血液循环，增强系统功能。

人体气血运行离不开经络。由于双手是经脉相互交接的重要部位之一，因此，人体各脏腑组织器官的生理功能、病理变化的信息都可以通过经络汇集到双手，使双手成为反映全身健康信息的敏感点。同样，刺激双手的穴位或皮部，通过经络的传导或神经反射作用既能够调整相关脏腑等组织器官的系统功能，还能够调节相关脏腑的生物信息，最后使全身经络保持平衡状态，从而达到缓解疾病和保健养生的目的。

手部按摩不用借助器具、药物，相对容易进行。

✔ 手疗方法及注意事项

常用的手疗方法有手部按摩法、手部针刺法和手部药疗法 3 种。

手部按摩法

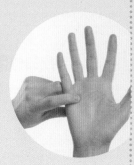

手部按摩法是指通过对手部一些固定的与身体内外脏器、组织有特异关系的穴位或全息反射区、敏感点，以特定按摩的刺激来调节相应的脏腑组织器官，达到缓解疾病和养生保健的目的。手部按摩的基本方法有按法、点法、揉法、推法、掐法、捻法、摇法、拨法、擦法、摩法、拿法、捏法共 12 种。

手部针刺法

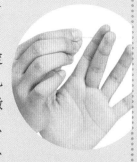

手部针刺法是以经络理论为基础，在手部的一些特定穴位上针刺来缓解疾病的方法，对内科、外科、妇科、儿科、五官科等常见病均有较好疗效。手部针刺法是中国微针疗法之一。微针疗法包括头针、眼针、面针、耳针、鼻针、人中针、口针、舌针、胸针、颈针、腹针、脐穴疗法、背俞针、夹脊针、手针、足针、腕踝针、尺肤针和第二掌骨侧针等。

手部药疗法

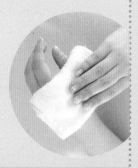

手部药疗法属于药物外治法的局部用药方法。根据用药方法的不同，又可以分为手部熏洗法（又称"手浴法"）、手部握药法和手穴贴敷法 3 种。

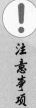

注意事项

应用手疗治病，必须具备一定条件，符合相关的要求，否则，非但不能获得良好的治疗效果，还有可能带来不良后果。进行手疗时，环境一定要宽敞明亮、空气流通。若是炎热夏日，注意通风，但不能对着风扇吹冷风；若在冬日，要注意防寒保暖，以防冻伤。严禁在室内抽烟或因其他原因造成屋内空气混浊的环境中手疗。手疗之前要清洁双手，修剪指甲。

第二章

手部的经络穴位与脏腑对应区

常言道"十指连心"，说明手足与内脏存在着实质性联系。经络学认为，人体是一个整体信息网络，人体内脏与体表之间的联系是通过经络来进行的。手为四末，是气血输注、交汇的地方。无论是阴阳的交汇、表里的沟通，还是经脉的聚集、五腧的分布，大都在四末。所以，手作为人体的一个重要部位，只有靠经脉的流畅、气血的充盈，才可以变得强劲有力。而内脏的变化通过六经的经络反映到手上，故验手可诊病，也是手穴可缓解有关疾病的依据。

循行手部的经络及相关穴位

《灵枢·海论》记载"夫十二经脉者，内属于脏腑、外络于肢节"；《灵枢·动输》记载"夫四末阴阳之会者，此气之大络也"；《灵枢·卫气失常》又记载"皮之部，输于四末"。由此可见，手、足是阴阳经脉气血汇集的部位，对经气的接通具有重要的作用。因此，手能反映全身的生理、病理信息。

经络是人体内气血运行通路的主干和分支，是经脉、络脉及其连属部分的总称。它是人体沟通上下、内外，联络脏腑、肢节，运行气血，抗御外邪，调节体内功能的一个密闭的功能系统。经络在人的手上有6条经脉循行贯穿，分别为手三阳经和手三阴经。手三阳经分为手阳明大肠经、手少阳三焦经、手太阳小肠经，它们依次分布在手背的前、中、后。手三阴经分为手太阴肺经、手厥阴心包经、手少阴心经，它们也依次分布在手掌部的前、中、后。

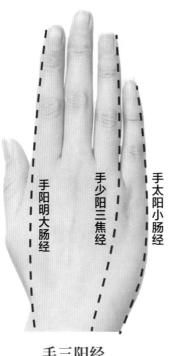

手阳明大肠经　手少阳三焦经　手太阳小肠经

手三阳经

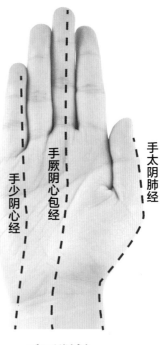

手少阴心经　手厥阴心包经　手太阴肺经

手三阴经

手太阴肺经经穴

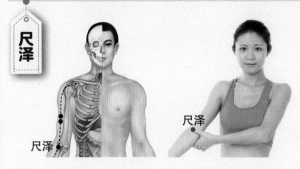

尺泽

精准定位 在肘区，肘横纹上，肱二头肌腱桡侧缘凹陷中。

手部按摩 用拇指按揉或弹拨尺泽，有助于缓解气管炎、咳嗽等疾病。

功效 清宣肺气、泻火降逆。

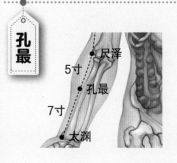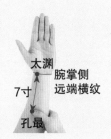

孔最

精准定位 在前臂前区，腕掌侧远端横纹上7寸，尺泽与太渊连线上。

手部按摩 用拇指按揉或弹拨孔最，有助于缓解肺部疾病。

功效 清泻肺热、宣通肺气。

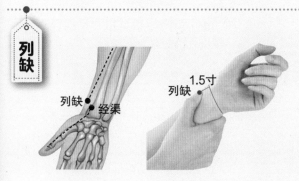

列缺

精准定位 在前臂，腕掌侧远端横纹上1.5寸，拇短伸肌腱与拇长展肌腱之间，拇长展肌腱沟的凹陷中。

手部按摩 用食指指腹按揉列缺1~3分钟，可以缓解三叉神经痛、健忘、惊悸等病症。

功效 宣肺解表、通经活络。

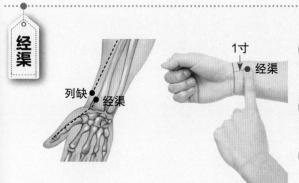

经渠

精准定位 在前臂前区，腕掌侧远端横纹上1寸，桡骨茎突与桡动脉之间。

手部按摩 在气不太顺或者气接不上来时。可用中指指腹按揉经渠4~5分钟，可以使呼吸轻松顺畅。

功效 宣肺理气、清肺降逆。

太渊

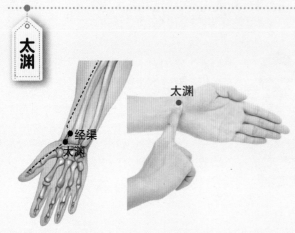

精准定位 在腕前区，桡骨茎突与舟状骨之间，拇长展肌腱尺侧凹陷中。

手部按摩 用拇指按压太渊片刻，然后松开，反复5~10次，有助于缓解手掌冷痛麻木。

功效 理血通脉、宣肺平喘。

鱼际

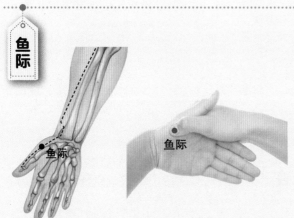

精准定位 在手外侧，第1掌骨桡侧中点赤白肉际处。

手部按摩 用拇指指尖用力掐揉鱼际，有助于缓解咳嗽、身热、咽痛。

功效 清肺泻热、利咽止痛。

少商

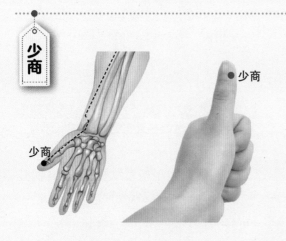

精准定位 在手指，拇指末节桡侧，指甲根角侧上方0.1寸处。

手部按摩 用拇指指尖用力掐揉少商，有助于缓解中暑、小儿惊风。

功效 清肺利咽、开窍醒神。

手阳明大肠经经穴

商阳

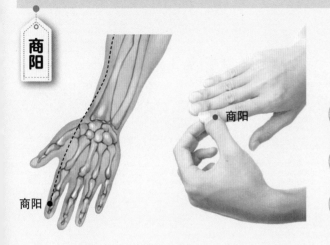

商阳

商阳

精准定位	在手指，食指末节桡侧，指甲根角侧上方 0.1 寸处。
手部按摩	用拇指指尖用力掐揉商阳，有助于缓解咽喉肿痛、中暑。
功效	宣肺利咽、开窍醒神。

二间

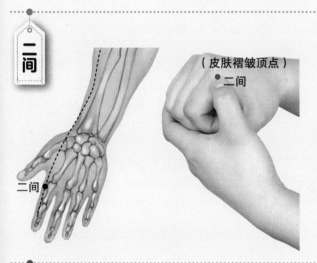

（皮肤褶皱顶点）
二间

二间

精准定位	在手指，第 2 掌指关节桡侧远端赤白肉际处。
手部按摩	用拇指按揉二间 200 次，有助于缓解牙痛、咽喉肿痛等。
功效	解表清热、利咽。

三间

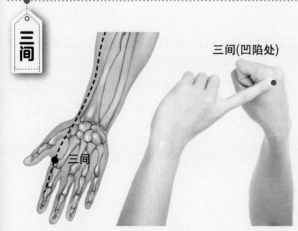

三间(凹陷处)

三间

精准定位	在手背，第 2 掌指关节桡侧近端凹陷中。
手部按摩	痔疮疼痛难忍时，可以掐按三间 10 次左右，有缓解作用。另外，经常用拇指按揉三间，每次 1~3 分钟，可以调和脾胃，缓解消化不良等症。
功效	清热解毒、消肿止痛。

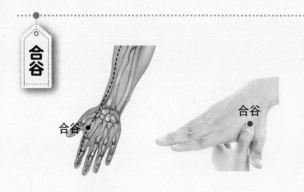

合谷

精准定位 在手背，第2掌骨桡侧的中点处。

手部按摩 合谷是一个急救穴，如果因为中暑、脑卒中、虚脱等导致晕厥时，可用拇指掐按患者合谷，持续2~3分钟，可同时用指尖掐按人中，醒脑回苏的效果较好。

功效 镇静止痛、通经活络、清热解表。

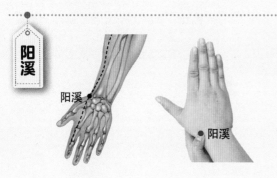

阳溪

精准定位 在腕区，腕背侧远端横纹桡侧，桡骨茎突远端，解剖学"鼻烟窝"凹陷中。

手部按摩 用拇指按揉阳溪200次，有助于缓解咽部、口腔、头痛、目赤肿痛等病。

功效 清热解毒、安神定志、舒筋活络。

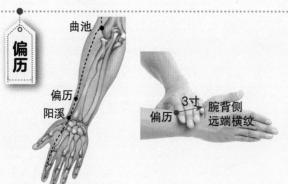

偏历

精准定位 在前臂，腕背侧远端横纹上3寸①，阳溪与曲池连线上。

手部按摩 用拇指按揉偏历200次，有助于缓解耳鸣、耳聋、牙痛、腹痛、前臂痛等疾病。

功效 清热解毒、利水消肿。

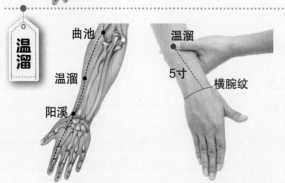

温溜

精准定位 在前臂，腕背侧远端横纹上5寸，阳溪与曲池连线上。

手部按摩 拇指按揉温溜200次，有助于缓解鼻出血、牙痛、腹痛、前臂痛等疾病。

功效 清热解毒、安神定志。

---

① 横指同身寸，又称"一夫法"，将被取穴者的食指、中指、无名指、小指并拢，以中指中节横纹处为标准，四指的宽度为3寸。

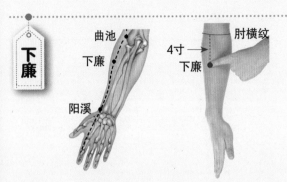

下廉

精准定位 在前臂，肘横纹下 4 寸，阳溪与曲池连线上。

手部按摩 用拇指按揉下廉 200 次，有助于防治腹痛腹胀、前臂痛、头痛、眩晕等疾病。

功效 清胃调肠、疏风清热、通络安神。

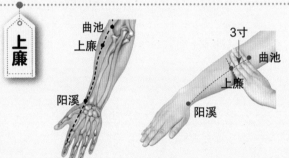

上廉

精准定位 在前臂，肘横纹下 3 寸，阳溪与曲池线上。

手部按摩 用拇指按揉或弹拨上廉，有助于缓解上肢痹痛、腹痛等。

功效 疏风清热、清肠利腑。

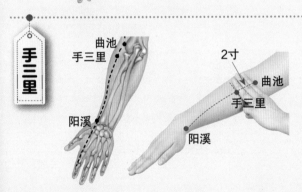

手三里

精准定位 在前臂，肘横纹下 2 寸①，阳溪与曲池连线上。

手部按摩 用拇指按揉或弹拨手三里，有助于缓解上肢痹痛、腹痛泄泻、目痛。

功效 疏经通络、消肿止痛、清肠利腑。

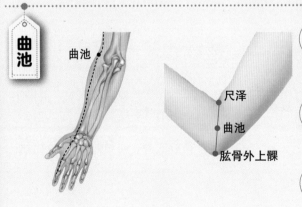

曲池

精准定位 在肘区，尺泽与肱骨外上髁连线的中点处。

手部按摩 每天早晚用拇指指腹垂直按压曲池，每次 1~3 分钟，可改善上肢瘫麻、哮喘等症。发热感冒或咳嗽时，可用刮痧板刮拭此穴，可以解表退热。

功效 清热解表、消肿止痛、疏经通络。

①将食指、中指、无名指三指并拢，以中指第一节横纹处为准，三指横量为 2 寸。

手少阴心经经穴

少海

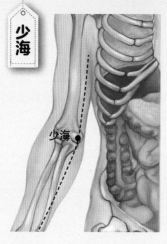
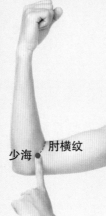

精准定位 在肘前区，横平肘横纹，肱骨内上髁前缘处。

手部按摩 用拇指按揉或弹拨少海，有助于缓解前臂麻木。

功效 理气通络、益心安神、降浊升清。

灵道

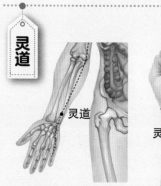
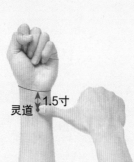

精准定位 在前臂前区，腕掌侧远端横纹上1.5寸，尺侧腕屈肌腱的桡侧缘处。

手部按摩 用食指和中指指腹对灵道进行按压，先重按1分钟，放松再按2分钟，如此反复按压10分钟左右，可以缓解心慌、心悸、胸闷等症。

功效 宁心安神、舒筋活络。

通里

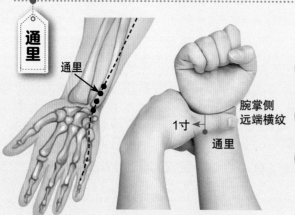

精准定位 在前臂前区，腕掌侧远端横纹上1寸[1]，尺侧腕屈肌腱的桡侧缘处。

手部按摩 用拇指按揉或弹拨通里，有助于缓解前臂麻木、心悸。

功效 清心安神、通利咽喉、通经活血。

---

[1] 拇指同身寸，以被取穴者拇指指间关节的横向宽度为1寸。此法常用于四肢部位。

阴郄

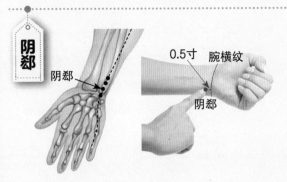

精准定位 在前臂前区，腕掌侧远端横纹上0.5寸，尺侧腕屈肌腱的桡侧缘处。

手部按摩 用拇指按揉或弹拨阴郄，有助于缓解前臂麻木、心痛、心悸、胸闷不舒等。

功效 宽胸理气、宁心镇痛。

神门

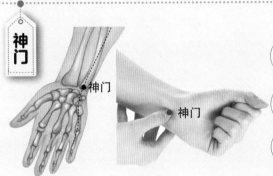

精准定位 在腕前区，腕掌侧远端横纹尺侧端，尺侧腕屈肌腱的桡侧缘处。

手部按摩 用拇指按揉或弹拨神门，有助于缓解前臂麻木、失眠、健忘。

功效 益心安神、通经活络、补益心气。

少府

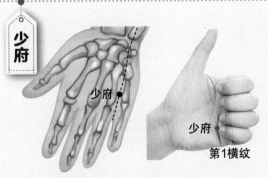

精准定位 在手掌，横平第5掌指关节近端，第4、第5掌骨之间。

手部按摩 用拇指按揉或弹拨少府，有助于缓解手掌麻木、失眠、健忘。

功效 清心泻火、行气活血。

少冲

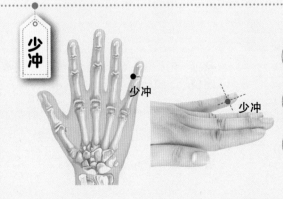

精准定位 在手指，小指末节桡侧，指甲根角侧上方0.1寸处。

手部按摩 用拇指指尖掐按少冲，有助于缓解热病昏厥。

功效 息风泻热、醒神开窍、理血通经。

手太阳小肠经经穴

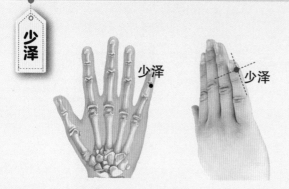

少泽

精准定位 在手指，小指末节尺侧，指甲根角侧上方0.1寸处。

手部按摩 用指甲掐按此穴，可以缓解小指疼痛、麻木。弹拨此穴还能预防和缓解因气滞血瘀、气血亏虚导致的乳汁不通、乳少、乳房肿痛等疾病。

功效 清热利咽、通乳开窍。

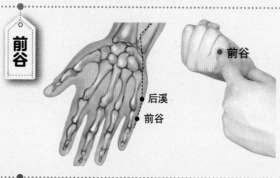

前谷

精准定位 在手指，第5掌指关节尺侧远端赤白肉际凹陷中。

手部按摩 用拇指指尖掐按前谷，有助于缓解手指麻木、乳腺炎、热病、癫狂、扁桃体炎等。

功效 清利头目、安神定志、通经活络。

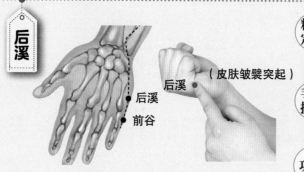

后溪

精准定位 在手内侧，第5掌指关节尺侧近端赤白肉际凹陷中。

手部按摩 长期在电脑工作或学习的人，每天可以将双手在桌沿上来回滚动，刺激后溪，按摩3~5分钟，可以预防和缓解颈椎酸痛。

功效 清心安神、通经活络。

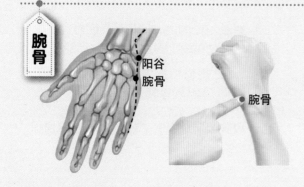

腕骨

精准定位 在腕区，第5掌骨底与三角骨之间的赤白肉际凹陷中。

手部按摩 用拇指指腹按揉腕骨，每次5分钟，有助于缓解手腕痛。

功效 通经活络、祛湿退黄。

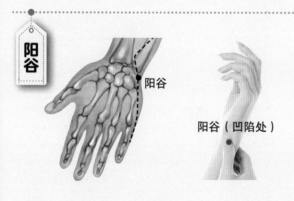

阳谷

精准定位 在腕后区，尺骨茎突与三角骨之间的凹陷中。

手部按摩 长时间伏案看书、看电脑的人，如果感到头晕眼花，可以用拇指按摩此穴位1~3分钟，以有酸胀感为宜，可以明目安神。

功效 清心明目、通经活络。

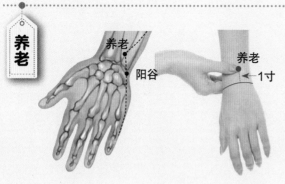

养老

精准定位 在前臂后区，腕背横纹上1寸，尺骨头桡侧凹陷中。

手部按摩 用拇指指尖掐按养老，有助于缓解急性腰扭伤。

功效 清脑明目、舒筋活络。

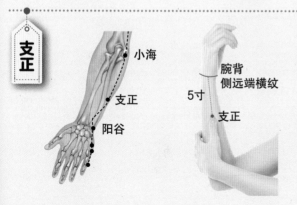

支正

精准定位 在前臂后区，腕背侧远端横纹上5寸，尺骨尺侧与尺侧腕屈肌之间。

手部按摩 用拇指指腹按揉支正，每次按摩3~5分钟，有助于缓解前臂疼痛。

功效 清热解表、安神定志、通经活络。

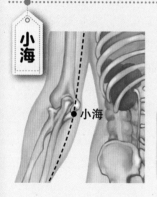
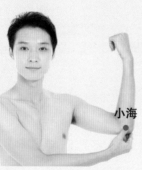

小海

精准定位 在肘后区，尺骨鹰嘴与肱骨内上髁之间凹陷中。

手部按摩 每天坚持用拇指指尖掐按小海100~200次，有助于缓解前臂疼痛、麻木等不适。

功效 清热止痛、安神定志。

手厥阴心包经经穴

曲泽

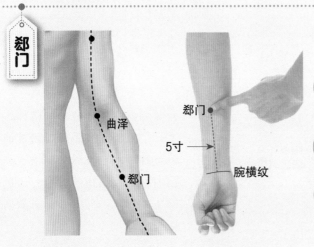

精准定位	在肘前区，肘横纹上，肱二头肌腱的尺侧缘凹陷中。
手部按摩	用拇指按揉或弹拨曲泽200次，有助于缓解心痛、心悸、咯血等。
功效	活血止痛、清热解毒、开窍祛邪。

郄门

精准定位	在前臂前区，腕掌侧远端横纹上5寸，掌长肌腱与桡侧腕屈肌腱之间。
手部按摩	用拇指或中指按揉郄门200次，有助于缓解心痛、心悸等。
功效	清热止血、宁心止痛、理气安神。

间使

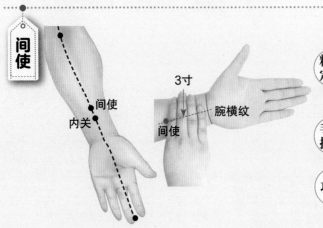

精准定位	在前臂前区，腕掌侧远端横纹上3寸，掌长肌腱与桡侧腕屈肌腱之间。
手部按摩	用拇指或中指按揉间使200次，有助于缓解心痛、呕吐、反胃等。
功效	理气止痛、宁心安神。

内关

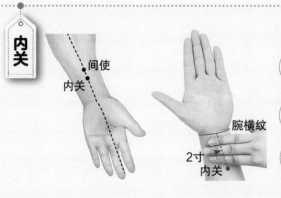

间使
内关
腕横纹
2寸
内关

精准定位　在前臂前区，腕掌侧远端横纹上2寸，掌长肌腱与桡侧腕屈肌腱之间。

手部按摩　用拇指掐揉内关200次，有助于缓解心痛、呕吐、晕车等。

功效　宁心安神、理气止痛。

大陵

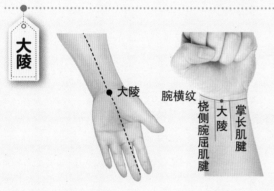

大陵
腕横纹
桡侧腕屈肌腱
大陵
掌长肌腱

精准定位　在腕前区，腕掌侧远端横纹中，掌长肌腱与桡侧腕屈肌腱之间。

手部按摩　用拇指或中指按揉大陵200次，有助于缓解心绞痛。

功效　镇静安神、清心通络、理气止痛。

劳宫

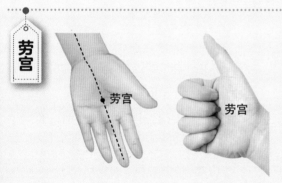

劳宫
劳宫

精准定位　在掌区，横平第3掌指关节近端，第2、第3掌骨之间偏于第3掌骨处。

手部按摩　用拇指按揉劳宫200次，有助于缓解心绞痛。

功效　清心泻热、开窍醒神、消肿止痒。

中冲

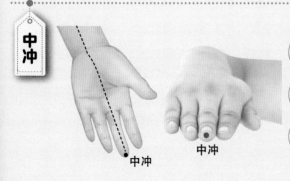

中冲
中冲

精准定位　在手指，中指末端最高点。

手部按摩　用拇指指尖掐按中冲，有助于缓解热病。

功效　发散内热、回阳救逆、醒神通络。

手少阳三焦经经穴

关冲

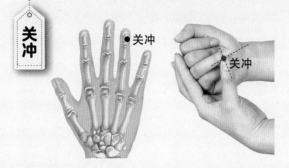

精准定位 在手指，第4指末节尺侧，指甲根角侧上方0.1寸处。

手部按摩 用拇指指尖掐按关冲，有助于缓解头痛、咽喉肿痛、热病等。

功效 泻热开窍、清利喉舌、活血通络。

液门

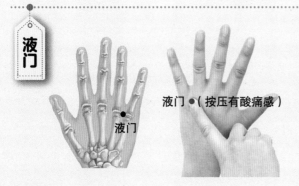

精准定位 在手背，第4、第5指间，指蹼缘上方赤白肉际凹陷中。

手部按摩 用拇指指尖掐按液门，有助于缓解热病、中暑、昏迷。

功效 清热祛邪、通络消肿。

中渚

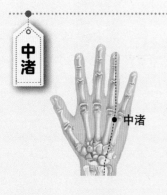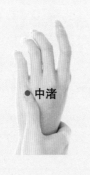

精准定位 在手背，第4、第5掌骨间，第4掌指关节近端凹陷中。

手部按摩 用拇指指尖掐按中渚，有助于缓解头痛、五指屈伸不利。

功效 清热疏风、舒筋活络。

阳池

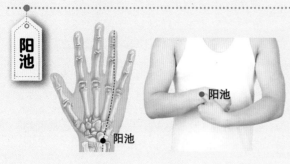

精准定位 在腕后区，腕背侧远端横纹上，指伸肌腱的尺侧缘凹陷中。

手部按摩 用拇指指尖掐按阳池，有助于缓解手腕痛。

功效 生发阳气、沟通表里。

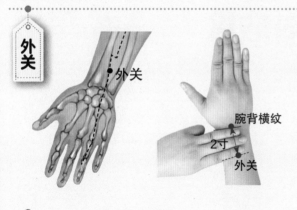

外关

精准定位	在前臂后区，腕背侧远端横纹上2寸，尺骨与桡骨间隙中点处。
手部按摩	用拇指指尖掐按外关200次，有助于缓解耳鸣、头痛。
功效	解表清热、聪耳明目。

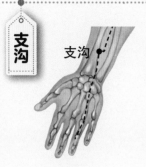
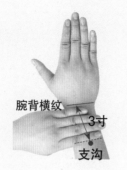

支沟

精准定位	在前臂后区，腕背侧远端横纹上3寸，尺骨与桡骨间隙中点处。
手部按摩	支沟是缓解便秘的常用穴，用拇指轻轻揉动，以酸胀感为宜，每侧1分钟，两侧交替进行，可行气通便。
功效	清热理气、降逆通便。

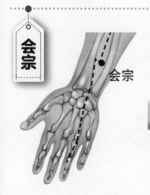
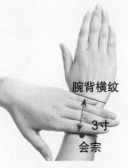

会宗

精准定位	在前臂后区，腕背侧远端横纹上3寸，尺骨的桡侧缘处。
手部按摩	用拇指按揉会宗200次，有助于缓解耳鸣、耳聋。
功效	清利三焦、安神定志、疏通经络。

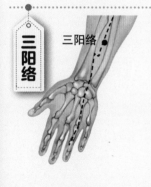
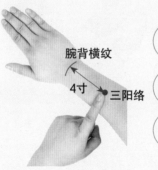

三阳络

精准定位	在前臂后区，腕背侧远端横纹上4寸，尺骨与桡骨间隙中点。
手部按摩	用拇指按揉三阳络200次，有助于缓解头痛和前臂疼痛。
功效	宣通气血、开窍镇痛。

手掌上的脏腑对应区

　　根据经络学和生物全息学的理论知识，手掌与人体各脏腑器官有着一一对应的关系。在手诊医学中，通常把手掌划分为不同的脏腑对应区，如心区、脑区、心脏区和肝区等。这样在实际诊断过程中，观察不同脏腑对应区的异常变化，就可以判断出身体的不同部位所出现疾病的发生和发展。另外，了解手掌与脏腑器官的对应关系，还可以找出疾病所产生的根本原因，从而对症治疗。

❶ 心1区
❷ 心2区
❸ 心3区
❹ 肝区
❺ 脾1区
❻ 脾2区
❼ 肺1区
❽ 肺2区
❾ 肾区
❿ 胃1区
⓫ 胃2区
⓬ 胆1区
⓭ 胆2区
⓮ 胆3区
⓯ 大肠和直肠区
⓰ 小肠和十二指肠区
⓱ 膀胱1区
⓲ 膀胱2区
⓳ 前列腺1区
⓴ 前列腺2区
㉑ 乳腺区
㉒ 颈椎区
㉓ 腰椎区
㉔ 下肢关节区
㉕ 鼻、咽、支气管区

㉖ 眼1区
㉗ 眼2区
㉘ 耳区
㉙ 脑1区
㉚ 脑2区
㉛ 脑3区
㉜ 子宫区
㉝ 卵巢区
㉞ 胰腺区

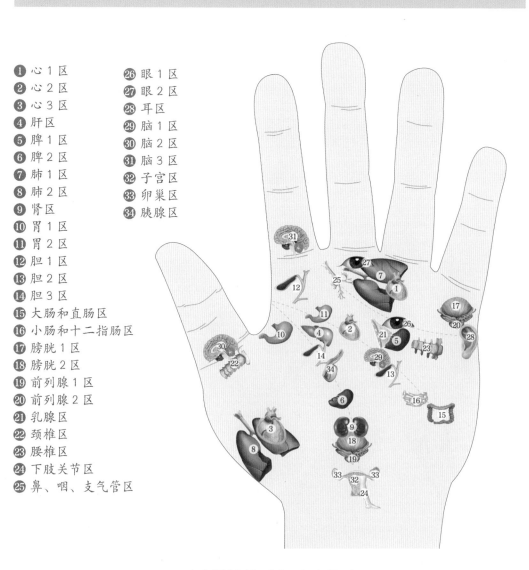

手部脏腑对应区示意图

手掌上的心区：体现心肌供血功能

定位

心1区位于无名指根部；心2区位于智慧线上；心3区位于大鱼际区。

病理提示

心1区主要反映心肌供血功能；心2区主要反映心律是否正常；心3区主要反映心功能的具体情况，如瘀血性心功能不全等。

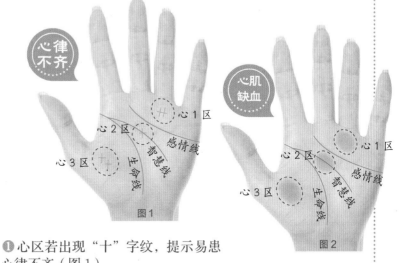

❶ 心区若出现"十"字纹，提示易患心律不齐（图1）。

❷ 心区若出现青色斑块，提示心肌缺血，会出现胸闷、气短等症状（图2）。

手掌上的肝区：肝脏正常，气血通畅

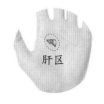

定位

肝区位于生命线和智慧线之间。

病理提示

此区主要反映肝部的健康状况。

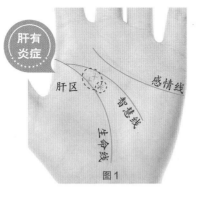

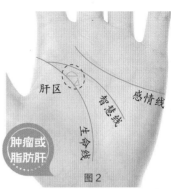

❶ 肝区出现"十"字纹，提示肝有炎症；出现"米"字纹，提示肝脏气滞血瘀（图1）。

❷ 肝区出现岛形纹，提示肝脏可能有肿瘤；肝区出现"△"形纹，提示可能有酒精肝或脂肪肝存在（图2）。

手掌上的脾区：血液储藏，免疫增强

脾1区
脾2区

定位

脾1区位于无名指感情线下。脾2区位于生命线上，约为小指指甲盖大小。

病理提示

脾区主要提示炎症、发热、贫血、高血压、肌肉酸痛、食欲不振、消化不良等症。

脾区常出现的病理变化为黄暗色斑点和青暗斑，提示可能患有脾肿大的病症。脾脏本身的疾病很少见，但是人体其他系统的疾病可以继发脾脏改变，比如常见的肝硬化、肝癌等会导致出现脾大。

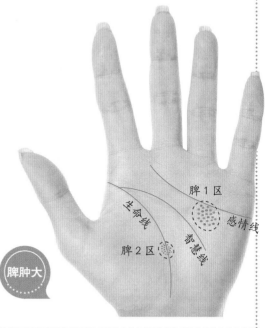

生命线
脾1区
感情线
智慧线
脾2区
脾肿大

手掌上的肺区：统领全身的元气

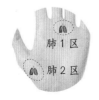

肺1区
肺2区

定位

肺1区位于中指与无名指掌指褶纹与感情线之间。肺2区位于大鱼际处。

病理提示

肺1区主要提示肺炎、肺结核等疾病；肺2区主要提示外感疾病，如感冒等。

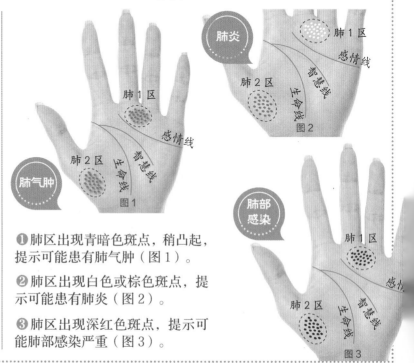

肺1区
感情线
肺2区
智慧线
生命线
肺气肿
图1

肺炎
肺1区
感情线
肺2区
智慧线
生命线
图2

肺部感染
肺1区
感情
肺2区
智慧线
生命线
图3

❶肺区出现青暗色斑点，稍凸起，提示可能患有肺气肿（图1）。

❷肺区出现白色或棕色斑点，提示可能患有肺炎（图2）。

❸肺区出现深红色斑点，提示可能肺部感染严重（图3）。

手掌上的肾区：滑润光泽，老当益壮

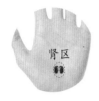
肾区

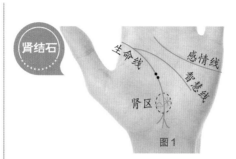
肾结石
图1

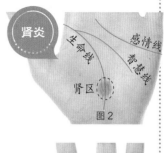
肾炎
图2

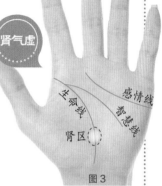
肾气虚
图3

定位

肾区位于生命线尾部，以拇指掌指褶纹为中点，沿皮肤纹路的走向连接到生命线，约有小指指甲盖大小。

病理提示

此区主要反映肾的健康状况。

❶肾区会出现较小的岛形纹，或"米"字纹，或有红、白、黄硬性凸起，而且生命线上会有分支或者是集中的小黑点，提示可能患有肾结石（图1）。

❷肾区出现杂乱的小细纹，且多伴有土灰色，提示可能患有肾炎（图2）。

❸肾区的颜色如果呈一片白色，提示可能肾气虚（图3）。

手掌上的胃区：打好"保胃战"

胃2区
胃1区

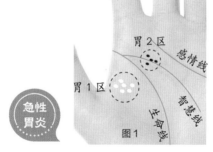
胃2区
胃1区
急性胃炎
图1

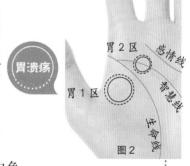
胃2区
胃1区
胃溃疡
图2

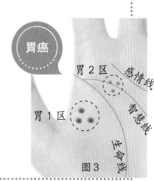
胃2区
胃1区
胃癌
图3

定位

胃1区位于手虎口部位。胃2区位于中指与食指下的智慧线上，约为小指指甲盖大小。

病理提示

胃1区主要反映一些胃部疾病。胃2区主要提示胃肠自主神经功能紊乱。

❶胃区出现散在的片状较浮散的亮白色斑点，个别偏红色，提示可能患有急性胃炎，严重者整个区域白亮一片（图1）。

❷胃区出现一黑色环形，而且皮肤苍白干枯，提示可能胃部已形成溃疡，正处于瘢痕收缩期（图2）。

❸胃区若有棕黄色或暗青色边缘不清楚的凸起斑点，要提高警惕，这可能预示着患有胃癌（图3）。

手掌上的胆囊区：反映胆部疾病

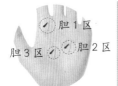

定位

胆1区位于食指根部。胆2区位于无名指下的智慧线上。胆3区位于食指与中指指缝下生命线上。

病理提示

胆1区主要提示胆内是否有结石。胆2区主要提示胆汁是否有淤积。胆3区主要提示胆管内是否有胆汁淤积和结石。

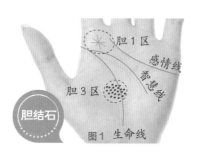

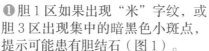

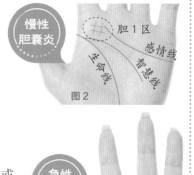

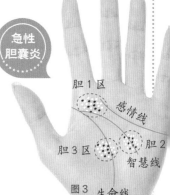

❶ 胆1区如果出现"米"字纹，或胆3区出现集中的暗黑色小斑点，提示可能患有胆结石（图1）。

❷ 胆1区如果出现"井"字纹，提示可能患有慢性胆囊炎（图2）。

❸ 胆区出现红白相间的边缘不规则的圆形或椭圆形亮点，预示有发生急性胆囊炎的可能（图3）。

手掌上的大肠区和直肠区：反映肠道病变

定位

大肠区和直肠区位于小指下的智慧线尾端，约有无名指指甲盖大小。

病理提示

此区主要反映肠道病变。

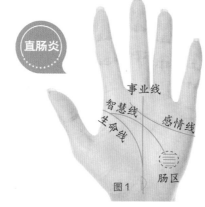

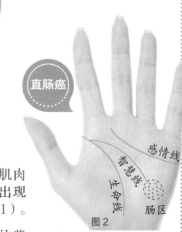

❶ 肠区若出现大量的横纹，并且肌肉松弛，无弹性，同时事业线始端出现岛形纹，提示可能患有直肠炎（图1）。

❷ 肠区若出现边缘不清楚的发暗的紫黑色凸起，且呈放射状时，提示可能患有直肠癌，需提高警惕（图2）。

手掌上的小肠区和十二指肠区：提示肠部病变

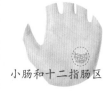

小肠和十二指肠区

········ **定位** ········

小肠和十二指肠区位于智慧线尾端。以无名指与小指指缝为点，向下作垂直至智慧线，与智慧线相交的部位即是。

········ **病理提示** ········

此区主要反映小肠及十二指肠的病变。

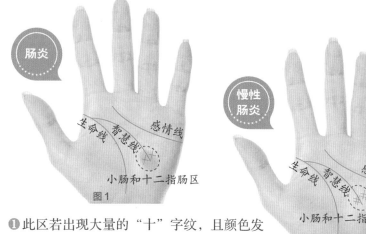

❶ 此区若出现大量的"十"字纹，且颜色发青，提示可能患有肠炎。十二指肠炎的患者多数还会有手掌长于手指的特征（图1）。

❷ 此区若出现"井"字纹，则提示患有慢性肠炎（图2）。

手掌上的膀胱区和前列腺区：反映泌尿生殖系统的病变

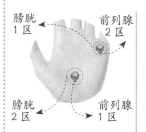

膀胱1区　前列腺2区
膀胱2区　前列腺1区

········ **定位** ········

膀胱1区位于小指根部。膀胱2区位于生命线尾部。前列腺1区位于生命线尾端，大鱼际、小鱼际交界处。前列腺2区位于坤位，与膀胱1区相重叠。

········ **病理提示** ········

此区主要反映泌尿生殖系统的健康变化。

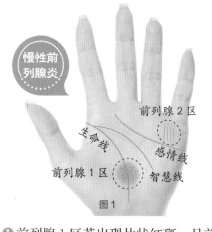

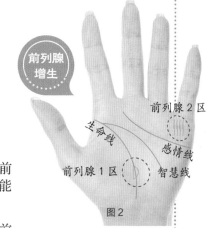

❶ 前列腺1区若出现片状红斑，且前列腺2区出现大量的竖纹，提示可能患有慢性前列腺炎（图1）。

❷ 前列腺1区若出现岛形纹，并在前列腺2区出现零乱竖纹，提示可能患有前列腺增生（图2）。

手掌上的乳腺区：反映乳腺的病变

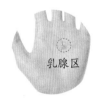

乳腺区

定位

乳腺区位于无名指下，感情线与智慧线之间，像一个斜放的小树叶。

病理提示

此区主要反映乳腺的健康状况。

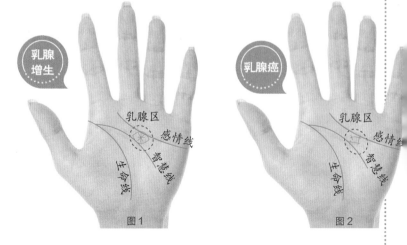

❶乳腺区若出现叶状岛形纹，且中间有零乱的脉络或"十"字纹或"米"字纹，提示可能患有乳腺增生（图1）。

❷乳腺区若出现杂乱的"十"字纹组成的"口"形纹或凸起的暗黄色斑块，提示可能患有乳腺癌（图2）。

手掌上的颈椎区：反映颈椎的病变

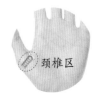

颈椎区

定位

颈椎区位于拇指掌指褶纹处。

病理提示

此区主要反映颈椎的健康状况。

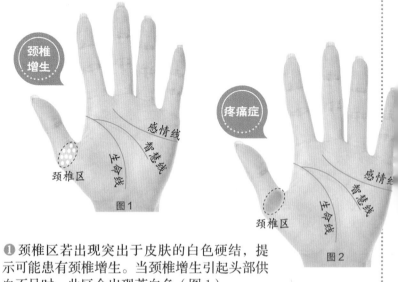

❶颈椎区若出现突出于皮肤的白色硬结，提示可能患有颈椎增生。当颈椎增生引起头部供血不足时，此区会出现苍白色（图1）。

❷颈椎区的颜色若呈暗咖啡色，表示可能患有受风性、阻滞性疼痛症（图2）。

手掌上的腰椎区：强腰健骨，一看便知

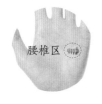

腰椎区

定位

腰椎区位于无名指与小指指缝下方，感情线的下缘。

病理提示

此区主要反映腰、腰肌及腰骶椎的病变。

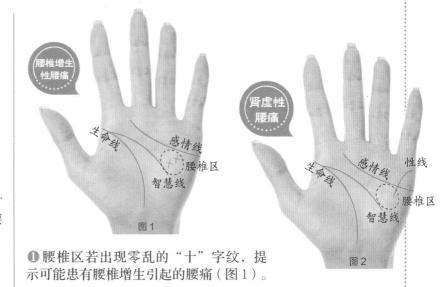

图1

图2

❶腰椎区若出现零乱的"十"字纹，提示可能患有腰椎增生引起的腰痛（图1）。

❷过分延长的性线下垂到腰椎区，提示可能患有肾虚引起的腰痛（图2）。

手掌上的下肢关节区：及早发现关节炎

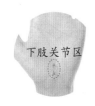

下肢关节区

定位

下肢关节区位于腕横纹中部上方0.5厘米处。

病理提示

此区主要反映下肢的健康状况。

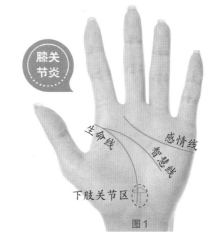

图1

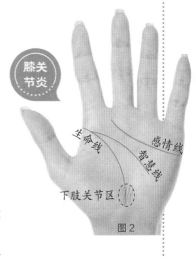

图2

❶下肢关节区若出现雨伞形纹，提示可能患有膝关节炎（图1）。

❷下肢关节区若出现许多散乱细小纹理，或白色、暗黄色凸起，提示可能患有膝关节炎（图2）。

手掌上的鼻、咽、支气管区：反映呼吸系统的通畅

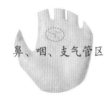

鼻、咽、支气管区

定位

鼻、咽、支气管区位于中指下方，感情线尾端。从中指中线下的感情线斜向延伸至食指与中指指缝的区域即是。

病理提示

此区主要反映鼻、咽、支气管的健康状况。

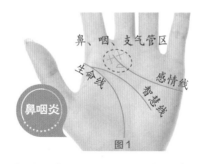

图1

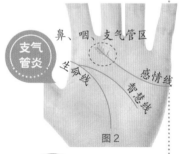

图2

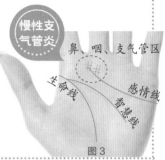

图3

❶此区若出现零乱的"十"字纹，或较细小的岛形纹，提示可能患有鼻咽炎（图1）。

❷此区内的感情线上若出现羽毛状纹或大量杂乱的干扰线，提示可能患有支气管炎（图2）。

❸此区若出现"井"字纹，提示可能患有慢性支气管炎（图3）。

手掌上的眼区：反映眼部疾病

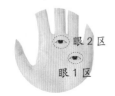

眼2区
眼1区

定位

眼1区位于无名指下的感情线上。以感情线为中轴，画一个形似眼睛的较小椭圆形即是。眼2区位于土星线上。

病理提示

此区主要反映眼睛的健康状况。

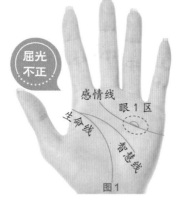

图1

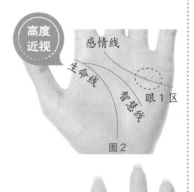

图2

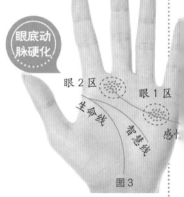

图3

❶眼1区若出现岛形纹，提示可能患有屈光不正，包括近视、远视、散光（图1）。

❷眼1区若出现倒"八"字纹，提示眼睛可能高度近视（图2）。

❸眼区若有青暗斑点，提示可能患有眼底动脉硬化（图3）。

手掌上的耳区：反映耳部异常

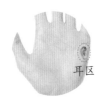

耳区

定位

耳区位于感情线起端。

病理提示

此区主要反映耳部的异常变化。

耳区若出现岛形纹，提示可能患有肾虚引起的耳鸣。肾虚型耳鸣一般有明显特征：阳虚者鸣声沉闷，阴虚者鸣声尖锐，还会伴有如腰酸腿软、头昏眼花、恶寒怕冷或五心烦热等症状。

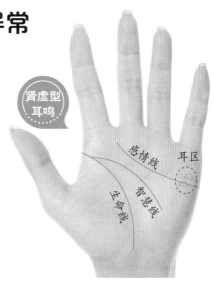

肾虚型耳鸣

感情线　耳区
智慧线
生命线

手掌上的脑区：提示脑部疾病

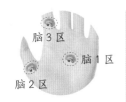

脑3区　脑1区
脑2区

定位

脑1区位于中指与无名指指缝下的智慧线上。脑2区在拇指掌指褶纹处，与颈椎区的位置基本相同。脑3区位于食指上。

病理提示

脑1区主要提示脑动脉硬化、脑梗死、脑出血、脑萎缩等疾病。脑2区主要提示脑血栓、脑供血不足等疾病。脑3区主要提示失眠、神经衰弱等疾病。

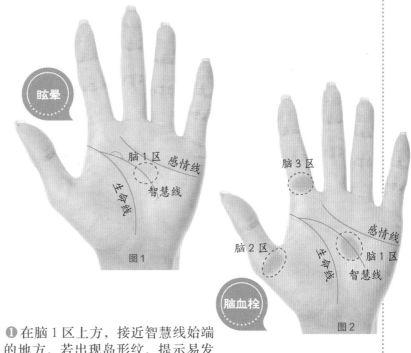

眩晕

脑1区　感情线
生命线
智慧线
图1

脑3区

脑2区

感情线
生命线
脑1区
智慧线

脑血栓

图2

❶ 在脑1区上方，接近智慧线始端的地方，若出现岛形纹，提示易发生眩晕（图1）。

❷ 脑区若出现青色，提示可能患有脑血栓，要提高警惕（图2）。

手掌上的子宫和卵巢区：妇科疾病早知道

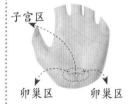

子宫区
卵巢区　卵巢区

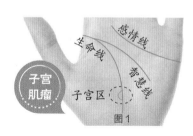

图1

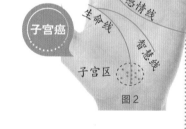

图2

定位

子宫区位于生命线尾端，大、小鱼际交界处，腕横纹中部上1厘米，靠近大鱼际边缘就是子宫区的位置。卵巢区位于生命线尾端，子宫区的两侧。

病理提示

此区主要反映子宫和卵巢的健康状况。

❶ 子宫区的生命线上若出现岛形纹，提示可能患有子宫肌瘤（图1）。

❷ 子宫区若出现暗青色、棕黄色或青紫色不规则的凸起斑点，提示可能患有宫颈癌或子宫内膜癌（图2）。

❸ 卵巢区即生命线外侧，若出现岛形纹，且此区内掌色鲜红，有亮白色的点，提示可能患有卵巢囊肿（图3）。

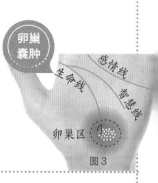

图3

手掌上的胰腺区：反映胰腺的病变

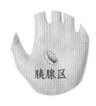

胰腺区

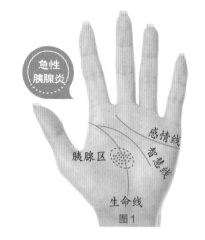

图1

定位

胰腺区位于生命线上。以拇指掌指褶纹内侧端为起点，画平行线至生命线，以平行线与生命线交点为中心，约为无名指指甲盖大小。

病理提示

此区主要反映胰腺的健康和病理性变化。

❶ 胰腺区若出现浮于表皮的青暗色斑点，提示可能患有急性胰腺炎（图1）。

❷ 在胰腺区旁边，即艮位和震位所在的区域。若艮位处出现网状血管，震位有红色斑点分布，则提示患有糖尿病（图2）。

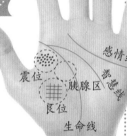

图2

第三章

看掌形、掌色，辨体质阴阳盛衰

　　手掌蕴含着人体的健康秘密，每个人的手掌类型和色泽都会有所差异。若手掌部肌肉丰厚，且富有弹性，提示精力充沛，充满活力；若手掌部肌肉柔软细薄，提示精力不足，神疲体倦，虚弱多病；若手掌气色浅淡，为正气虚弱之征兆；若手掌气色深浓，为邪气太盛之征兆；若手掌上的气色斑点由浮变沉，提示病情正在进一步加重，相反则提示病情正在减轻。由此可见，不同的手掌形态代表不同的体质以及不同的身体状况。

看掌形

通过观察手掌的形态改变可诊断病症。健康的手掌应该是软硬度适中，其厚薄恰到好处，红润有光泽，肌肉富有弹性。

大手心脏功能比较强

俗话说"十指连心"，一般人的心脏犹如自己的拳头大小，所以手指粗壮，手大肉厚的人一般心脏都比较强壮，气血循环旺盛；由于爱动，身体都比较健壮。考察百岁老人的手，手指粗，手掌厚，全手都比正常人的手掌大。如果身材娇小却有不协调的大手，就要小心突发性疾病，如心脑血管疾病。

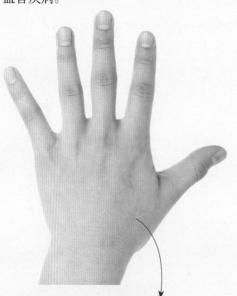

手大肉厚的人一般身体健壮，心脏功能强。

小手心脏功能弱

手比较小，且手指细长的人，由于心脏搏动力不强，气血运行不旺，往往容易疲劳身倦，力不从心，因为气血不旺，气力不足可能导致更加不爱运动，身体都比较瘦弱苗条。如果身材高大却有不协调的小手，要注意心脏功能不足，如同小马拉大车，易出现血压低、头晕、心悸、疲劳、月经不调、性生活不协调等症状。

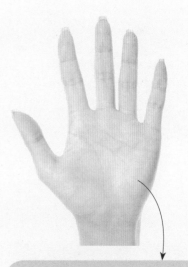

手小且手指细长的人多气血不足，心脏功能弱。

手掌厚实体质强健

手掌厚实有弹性，表示其体质强健，即使生病也容易康复；手掌厚而掌丘软则代表精力不足；手掌肌肉板硬坚实，缺乏弹性、晦暗、淤滞，提示消化系统和呼吸系统功能不够健康，体内代谢失调，废物积滞。

手掌薄弱体质纤弱

手掌柔软细薄，代表的是一个人体质纤弱，精力有限，而且一旦生病，便需要很长的时间才能完全康复；手掌小鱼际和小指边缘肌肉下陷，皮肤没有光泽，多因体液不足，常见于慢性腹泻的患者。手瘦人也瘦是正常的，但如果手比人瘦，手指间还漏缝，则说明消化功能弱，神经也衰弱；如果手部肌肉瘦薄、冰凉，多为气血不足或阳虚；手部肌肉瘦薄、发热，多为阴虚火旺或内伤发热；如果人比较瘦，但手胖而浮肿，就要小心肾脏和心脏的病变。

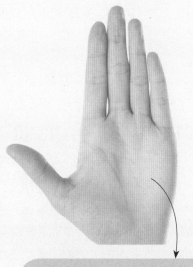

手掌厚实的人，一般体质较好，身体强健。

手掌瘦薄的人，一般体质虚弱，容易生病。

看掌色

掌色不仅要看手整体的色泽，而且还要观察掌纹的颜色以及脏腑对应区的颜色。掌色的变化反映人体脏腑的血液循环和气血运行状况，健康人的掌色应为淡红色，用手按压褪色后很快恢复，表明血液循环正常。掌色诊病大致可分为以下几种情况。

红白相间提示脾胃不和

此掌色的症状是掌面红白相间，皮肤表层高低不平。中医认为这是脾胃不和、肾阳虚的表现。现代医学认为这是内分泌失调。若手掌红热，说明身体有炎症；若手掌呈暗红色，一般提示伤口已经开始愈合；若手掌出现暗红色偏紫，提示血液有淤滞，血液循环欠佳；若手掌红得发暗且浓，表示热证的重症，如"肝掌"。

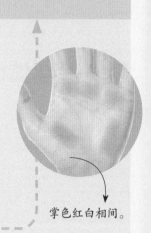

掌色红白相间。

掌面泛青提示肝胆郁积

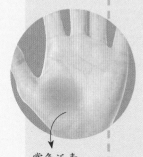

掌色泛青。

此掌色的症状是掌面泛青，手感凉，多见于大鱼际中部、手掌的皮下血管处。青色主肝胆疾病，主寒证、痛证、气滞血瘀证，男性易患关节炎、急性腹痛腹泻；女性易患月经不调、痛经等。手掌呈暗青色，伴有掌心凹陷，提示肝郁；手掌见青绿色改变，提示肠道功能障碍；手掌见青色改变，提示肾病或贫血。

掌色紫红提示心血管疾病

此掌色的症状是掌色紫红，多见于手掌心和大鱼际处，易患心血管疾病，面积大时应考虑严重的心脏病，如冠心病。当体内炎症得不到控制而向败血症发展时，掌色也会出现因微循环瘀血引起的紫红色；若中指扁平、呈方形，掌红但手心发白，可考虑糖尿病的征象；若整个手掌呈深红色时，应考虑是高血压的表征。

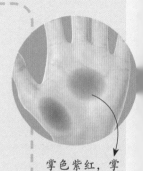

掌色紫红，掌心和大鱼际比较明显。

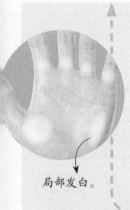

局部发白。

掌色苍白提示贫血症

此掌色的症状是双手掌色苍白，常见于整个掌面，属于中医的虚寒、气血亏损证的范围，此手掌表示易患贫血症、失血症。手掌的大鱼际部位出现苍白区，提示慢性消化不良；长期有苍白区是经常腹痛或痛经引起的；手掌的小鱼际部位出现苍白区，较常见的是月经不调、闭经、子宫功能性出血、更年期综合征引起的；十个手指根部出现苍白区，提示慢性胃炎、十二指肠炎引起的疼痛。

掌色发黄提示肝胆或脾胃疾病

此掌色的症状是掌色发黄，常见于整个掌面或掌心，中医属脾胃、肝胆，主虚证、湿证范围。此手掌易提示可能患急性肝炎、慢性肝炎、肝硬化、缺铁性贫血等。若黄中发亮发硬，易患胆结石。现代医学研究表明，手掌发黄，通常提示患有消化系统疾病、部分肝胆疾病（黄疸型肝炎）等，也见于微量元素缺乏症、贫血、慢性出血等。

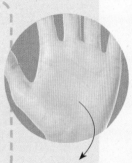

掌色发黄。

红黄杂色提示肝脾免疫功能差

此掌色症状是掌面红黄青色相杂，反映肝脾免疫功能差，往往有严重的慢性病，常伴有肿瘤、疼痛、发热、脏器瘀血肿大、骨痛抽筋、情绪波动等。女性会有月经不调、痛经等症状；儿童会有夜啼、哭闹、厌食、消化不良、发育迟缓等症状；老年人提示慢性或痛性疾病，并伴有炎症发作，应引起重视。

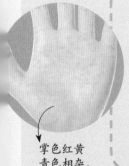

掌色红黄
青色相杂。

掌面红润有青筋提示失眠便秘

此掌色的症状是掌面颜色红润但血管弩张，特别是大鱼际处明显，提示有顽固性便秘并直接影响心脏、肝脏，易造成动脉硬化、肝硬化、肝腹水；精神压力过大者易引起内分泌失调、失眠；手腕部出现青筋为腹部寒凝的征兆，男性会有性功能减退、不育症；女性多为痛经、月经不调、不孕症等；儿童多提示脾肾虚寒、发育不良。

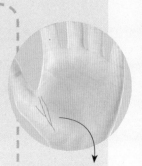

掌色红润
有青筋。

望手上青筋

青筋凸起是静脉血管的血液回流受阻碍，压力增高所致，表现为曲张、凸起、扭曲，最后变色。这说明人体内的瘀血、湿浊、热毒、积滞等生理废物不能排出体外，是人体内废物积滞的表现，特别是便秘的人，手部青筋比较明显。经络通则不痛，痛则不通。如果血脉里有胆固醇等废物堆积，容易引起高血压、心脑血管疾病。如果肠道中有废物堆积，如毒素、细菌等，容易造成大便不通。如果在经络中出现堆积，一般是痰、湿、瘀、毒的沉积，容易造成一些痛症、炎症或肿瘤。

手掌青筋

手掌青筋多，人体疾病也多。生命线内侧有青筋，多见于肝胆功能代谢问题，容易引起口苦口干、烦躁、胸闷、肝病等症。虎口生命线起端有青筋，女性多见于月经前后乳房胀痛。手掌到处可见青紫色青筋，表示肠胃积滞、血脂高、血液黏稠度高、血压高，含氧量低，血液容易凝聚，导致出现头晕、头痛、疲倦乏力、身体虚弱等症状。

手背青筋

手背上出现异常，则反映人体背部出现疾病。如手背上的青筋凸起并扭曲，提示腰背部有积滞，容易导致疲劳乏力、腰肌劳损，常见腰酸背痛。腰不好的人手背青筋偏多。

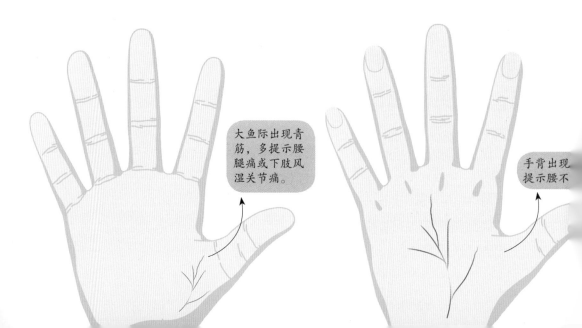

大鱼际出现青筋，多提示腰腿痛或下肢风湿关节痛。

手背出现青筋，提示腰不好。

手指青筋

拇指下出现青筋要当心。如果青筋凸起、扭曲，且呈紫色发暗，提示可能大病将至。如果青筋出现在手的拇指下方大鱼际处，说明心脏或脾胃有问题，提示可能患有冠心病、心绞痛或腹痛。如果中指上出现青筋，可能是脑部的问题。当发现手指有青筋凸起而且扭曲，并且感觉身体不舒服时，就应尽快去医院检查了。

如果拇指指掌关节横纹有青筋凸起、扭曲，提示心脏冠状动脉硬化，青筋颜色紫黑则提示可能冠心病发作。中指指掌关节横纹有青筋凸起、扭曲、紫黑则提示脑动脉硬化，若儿童手上出现这种青筋，则表示肠胃积滞，消化不良，严重者可导致疳积。成人食指指掌关节横纹有青筋提示容易患左侧肩周炎。小指指掌关节横纹有青筋提示容易患右侧肩周炎。无名指指掌关节横纹有青筋，发生于儿童提示积滞，发生于成人则提示内分泌失调。

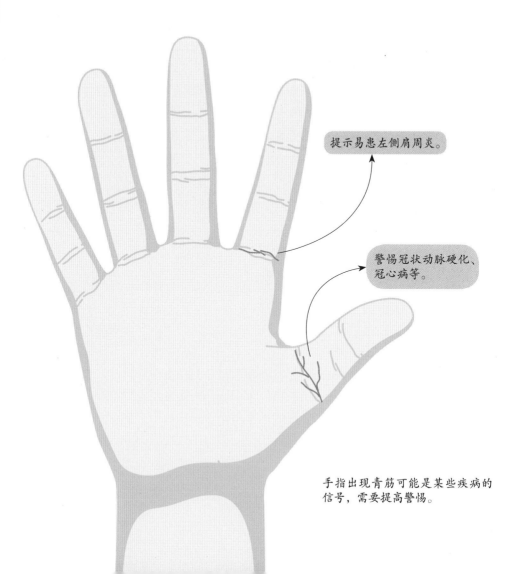

提示易患左侧肩周炎。

警惕冠状动脉硬化、冠心病等。

手指出现青筋可能是某些疾病的信号，需要提高警惕。

望手上"三斑"

"三斑"在年纪大些的人身上比较常见，这与人体功能的衰老有很大关系。"三斑"主要包括黑斑、白斑和血痣。"三斑"在一定程度上反映着人体的健康。"三斑"中的任何一种，根源都是体内不同废物积滞的外在表现，都是不好的征兆。一般情况下，"三斑"多是后天形成的，多是不良的生活习惯导致的。

黑斑

黑斑的本质是瘀血。黑斑包括老年斑、雀斑、黄褐斑等，多见于手背、面部和身上，实际上这是坏死的细胞不断堆积导致的。黑斑提示血脉瘀血的积滞，容易发生心脑血管疾病，黑斑越黑越瘀，说明心脑血管疾病越严重。很多老年人认为出现黑斑是自然现象，其实更应该多加注意。

白斑

白斑的本质是毒素。白斑的形状大的如同黄豆，小的跟芝麻粒大小相差无几，多见于手背和身上，面部比较少见。当手部出现白斑时，应该特别警惕。该现象提示内脏毒素积滞，易发生肿瘤方面的疾病，多见于肿瘤患者，颜色越白提示毒素积滞越多。

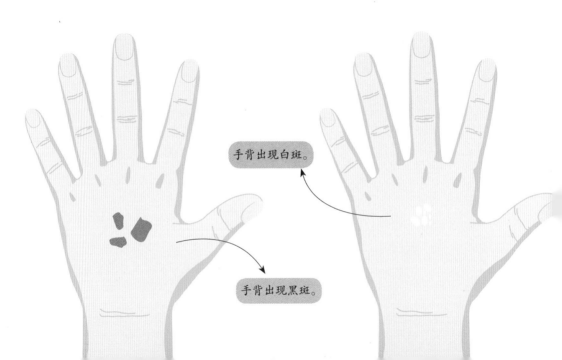

手背出现白斑。

手背出现黑斑。

血痣

血痣的本质是脂肪。血痣形状大的如同枸杞子，小的跟蚊子咬过的伤口差不多，多见于胸肋、腹部、手臂和下肢。

普通的痣通常分为红痣和黑痣，均属先天形成，终生不会变。黑痣是人体气血的凝滞，表示黑痣所主的部位气血衰弱，流通不畅，容易阻滞，往往会在一定时候对人体产生影响。红痣是指隆起于皮肤表面的一种皮疹，是人体气血的凝聚，多发生于中年人及老年人身上，偶尔见于青少年。

但血痣属后天形成，多见于肝功能异常者。当手部出现血痣时，提示脂肪、痰湿的积滞，容易发生脂肪肝、肝硬化、胆囊炎，多见于脂肪肝、慢性肝炎的患者。如果血痣不仅多，还很大，说明可能肝的代谢出现了问题。

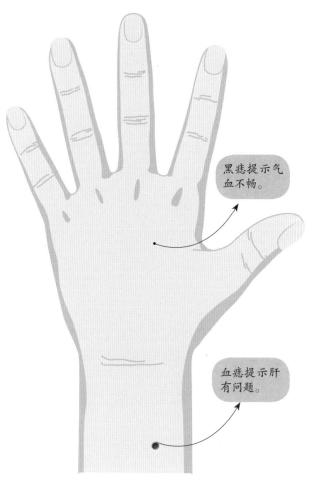

黑痣提示气血不畅。

血痣提示肝有问题。

观"三斑"的意义

很多人误以为人到老年都会产生斑纹，但事实上，真正身体健康、注意保养的人身上是没有"三斑"存在的。"三斑"的出现，影响美观还是次要的，关键是它可能预示着危害健康的三大杀手——心脑血管疾病、肿瘤、肝硬化的发生。

学习关于"三斑"的知识，望诊"三斑"，其主要目的在于维持人体健康。清除"三斑"较为有效的方法还是清肠排毒。因为"三斑"在本质上和青筋类似，都是由体内毒素积滞造成的。通常人们用的清肠排毒的方法是拍打经络、刮痧等疗法。这些方法都有助于缓解身体顽疾，使斑点尽快缩小、淡化和消失。

看手感

人是恒温动物，要判断自己是否健康，首先要看自己的手温是否正常。健康人的手温应略高于脸部和皮肤的温度。另外，手的干湿情况也反映了微循环与皮肤细胞的活跃程度。如果手部出现过干或过湿的情况都是不正常的。此外，手掌软硬也是判断健康与否的依据。

手感热

主心肾阴虚。多表现为容易烦躁、上火易怒、失眠多梦、紧张。手感热可分为两种情况：一种是实热病，比如发热时摸额头会越摸越热，这说明多有炎症；另一种是虚火，比如刚握手的时候感觉热，再握手时反而觉得不是很热了，中医认为这种情况多是肝肾阴虚引起的，多见虚火上浮、失眠多梦、心烦、口干口苦等，常见于甲状腺功能亢进、咽喉炎、高血压、糖尿病等疾病。

手感凉

主脾肾阳虚。发内寒，体弱怕冷，气血不循环，吸收能力差。多表现为消化吸收能力差，容易疲劳乏力，难以入睡又易醒。阳虚的人很容易怕冷。

手感寒

可见于脾肾阳虚、甲状腺功能低下、
经脉运行不畅、容易疲劳、容易感冒。

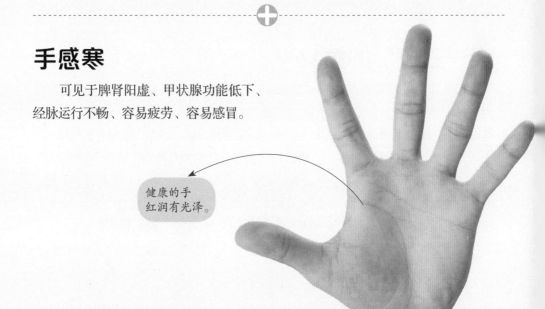

健康的手红润有光泽。

手感湿

主心脾两虚。心情压抑，心理压力大，容易疲劳乏力。手汗多，多为脾胃积热，心火盛，精神紧张。

手感干

主肺脾两亏。肺主滋润皮肤，肺不好皮肤便容易干燥。手感干的人容易感冒，或有呼吸系统方面的疾病。

手感黏

主内分泌失调，其中糖尿病患者比较多见，易发热、出汗，且汗比较黏。

手掌热

主心火盛。多表现为失眠多梦、心烦、口干口苦、咽炎等。

手掌凉

多为脾胃虚寒、消化系统和吸收系统功能较弱，容易消化不良、便溏、疲倦乏力、贫血。女性多见于妇科疾病，如白带较多、月经不调等。

手掌湿、黏都提示健康出了问题。

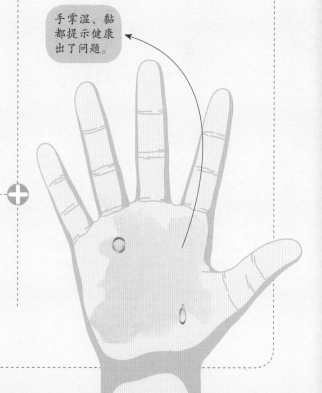

手指热

多表现为便秘、血液黏稠、甘油三酯偏高。

手指凉

多为血液循环较差，患者容易疲劳乏力、入睡困难、多梦、心慌、头脑不清、头晕头痛。

寒热交错

正常的手应该是冬暖夏凉，如果刚好相反说明是血虚。手心凉、手指热，或手心热、手指凉，或一只手凉一只手热，这是阴阳失调的表现。多表现为夏天怕热，冬天怕冷；食热上火，食凉觉寒；月经不调、心烦气躁、失眠多梦；容易出现咽喉痛、手脚冰凉等内分泌失调现象。

手掌硬

手掌肌肉硬实，缺乏弹性者，多为消化系统功能差，气血郁滞，经脉不畅，容易关节痛、神经衰弱。如果是硬而坚挺的手掌，提示消化功能较为薄弱，且易患抑郁症。儿童手硬表示脏腑功能降低；女性手硬表示内分泌紊乱；男性手硬表示肝气郁积；老人手硬表示肾虚、血瘀。

手掌软

手掌软弱无力，弹性差，多是气血不足，疲倦乏力，精力不足，动则气虚，体弱多病。女性手软是正常现象，或稍有内分泌失调；男性与女性相比，天生体质较强壮，如果手比较软，可能是性功能较差的表现。

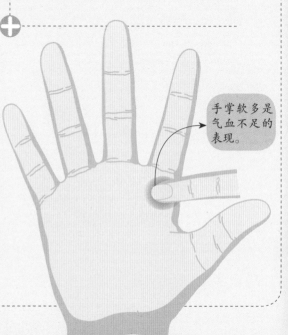

手掌软多是气血不足的表现。

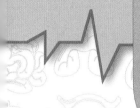

第四章

看掌纹，
体察脏腑的盛衰

　　手掌上的掌纹在一定情况下会随着人体的健康状况、生活环境、心理情况和年龄的变化而变化，掌纹即人们通常所说的手线。在手诊的运用中，经常观察的手线有 14 条。这 14 条线分别反映身体不同系统的健康状况。因此，根据这些手线的异常变化，大致可以判断不同系统所存在的健康隐患。

　　掌纹诊病是手诊医学中非常重要的诊断方法之一，也是洞察全身健康状况的简便易学的途径。

掌纹诊病有依据

在手象诸部中,掌纹是重要的部分,观察掌纹的变化,可以大致预测疾病。

掌纹的形成和变化与手部的神经系统和血液循环有着密切的关系。手掌是末梢神经的集中区,感觉比较灵敏,手的感觉可以刺激大脑做出相应的反应,丰富的末梢神经活动又对掌纹的变化有着不可忽视的作用。手掌皮肤的敏感度较高,对冷热软硬、干湿涩滑的感觉比任何部位都细微,这种丰富的末梢神经活动对掌纹的生成变化有着不可低估的作用。如果微循环畅通,皮肤得到充分的濡养,掌纹就会显示出协调均匀的色泽;如果微循环受阻,局部濡养失调,掌面就会萎缩,局部就会塌陷,掌纹就会生长或消退。因此,手部掌色、掌丘、掌纹的变化与神经传导功能、血液循环情况以及人体微循环情况均有着密切的关系。

掌纹还受到经络穴位的影响。虽然掌纹不是按照经络穴位分布的,但手部是经络循行的集中区,所以掌纹不可避免地会受到影响。而经络又反映人体各个部位的健康状况,所以掌纹的变化可以预示人体健康的发展变化。

近几十年掌纹研究逐渐发展成了掌纹医学,是一种有助于人们自我判断病情、发现潜伏性疾病以及全面检查自己健康状况的掌纹医学。专家学者通过研究发现,掌纹是人体内部器官的荧光屏,也是个人的病历卡。所以,细心观察掌纹的形状、走势、长短、粗细、色泽、肉丘等,可有助于了解自身健康状况。

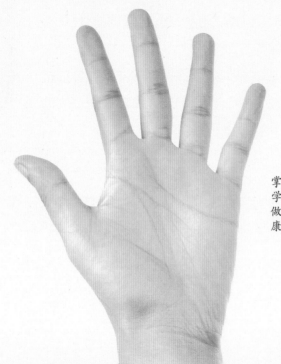

掌纹会随着身体的健康状况发生变化,学会看掌纹,有助于及早发现疾病,做到早发现、早治疗,对了解身体健康状况有很重要的作用。

看掌纹是男左女右吗

有些人认为手诊时要分"男左女右"，理由是：人体左阳而右阴，男性阳气盛相对左手反应明显，而女性阴气盛相对右手反应明显，所以在诊断过程中，男性以左手为主，女性以右手为主。其实这种说法不一定准确。

男女手不同主要是生殖系统反射区的差异。按照中医的全息理论，手能反映出人体脏腑器官的生理病理信息，无论左右哪只手，在相对应的手部反射区都能反映出脏腑器官生理病理变化的信息。但由于男女生理上的差异，其所反映的脏腑器官信息在相对应的手部反射区也会不一样，主要表现在生殖系统方面，女性左右双手上会显示女性特征，如子宫、卵巢、输卵管等；男性左右双手会显示男性特征，如睾丸、前列腺等。因此可以看出，这里所说的差异主要是男女手在生殖系统反射区的差异，而不是说左右手有差异。所以在手诊时以"男左女右"为准的说法并不一定准确，尤其是手诊初学者不要理解为男性就只能看左手，女性就只能看右手，两手对照着看才更准确。

实际上由于人的个体差异，每个人双手上显示的病理信息也不一定都是一样明显的，这是由每个人不同的身体健康状况决定的。男性中有右手部位显示明显的，左手部位有显示但不明显的；而在女性中有左手部位显示明显，右手显示不明显的。所以在手诊时两只手都要看，左右手对比，女性不能单以右手为主，男性也不能单以左手为主进行观察，否则其结果是不准确的，甚至会出现误诊。可以女性先看右手，再看左手；男性先看左手，然后再看右手。两手结合看后再进行综合分析，提出看法，这样得出的结论更为科学准确。

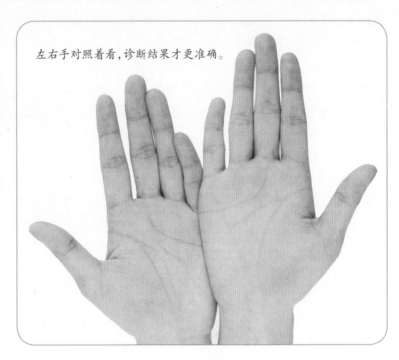

左右手对照着看，诊断结果才更准确。

掌纹的沉、浮、消、长

掌纹的变化可以用 4 个字来概括：沉、浮、消、长。掌纹的沉、浮、消、长是随着身体健康的变化而变化的，是观察身体健康状况和诊断疾病的重要依据。

沉

沉即深的意思，指掌纹纹线明显、印痕较深。在常见的掌纹线中，感情线、智慧线、生命线应该是比较深、比较粗的纹线，并且这三条主线的深度是手上其他纹线和病理纹的参照标准。如果出现的辅线或者病理纹比这三条主线还深，就称为"沉"。沉是病情加重的表现，尤其是预示抵抗力强弱的健康线沉了，则说明病情已经加重，并且已经影响身体的免疫系统。

不论是主线还是辅线，每条线的始端深于尾端属于正常现象，但是，如果尾端深于始端，则表示体内存在着某种变化，这是疾病由量变到质变的过程。当一条辅线的深度接近或者超过主线时，这是在暗示这条辅线所对应的体内脏器已经出现问题了。当然，因为体质差异，有时这些变化也不一定全是疾病所致，也有可能是预后。例如，智慧线过深的人多患有头痛，过浅也提示头痛。三线末端变浅，说明生命力增强；若三线末端深过主线并且伴有岛形纹，可能提示病情较重，也可能提示此时身体正处于正邪相抗的状态。由此可以看出，沉只能表示纹线的动态，却不能以纹线的深度来诊断病情的轻重。

浮

浮即浅的意思，指纹线深度较浅，掌纹浅表，断续不清。一般情况下，浅纹提示疾病处于早期且病情较轻。如果久病的人，手上的病理纹由沉转浮，则表示病情好转。不论什么样的病理纹，如果其向浅和消失的方向发展，都说明疾病情况有所好转；如果向深沉的方向发展，则表示病情在往不好的方向发展，要格外引起注意。

主线、辅线的末端比始端浅是正常现象，如果始端过浅则不好，而末端向深发展则是好的趋势。比如生命线尾部变深，则暗示生命力增强；若生命线起点浅，到末端变得浮浅甚至消失，则说明体质较差，身体免疫力太弱。谈起健康线，虽被称作"健康线"，但健康线的出现却是身体不健康的征兆。因而手上有健康线的人，如果观察到健康线在慢慢变浅，则是好的兆头。

消

消即隐的意思，是说掌纹是可以消失的。当然，这里所说的消失指的是纹而不是线。掌中的线一旦生成，主要会发生沉、浮、长的变化而不会消失。即便疾病好转甚至痊愈，也只会部分消失。掌纹细小的纹，如"十"字纹等，经常时隐时现，隐则为消，表示所对应的疾病已经退去；如果再次出现，说明疾病可能复发。

长

长即增长的意思，是指掌中出现新的纹理或原有的纹线变长。人手上的纹随着身体的健康变化而沉、浮、消、长。这里的长，指的就是纹。当一个人长期处于情绪不稳或身体欠佳的状态时，掌中就会新生出很多细小的纹。比如，亚健康的人，手上的细小纹理就会比健康的人多一些。当一个人手上出现这种细小的纹时，如果对身体加以调理，它们就会消失；如果任由身体往不好的方向发展，那么它们就会长久留存在手上，随着身体状况的恶化，这些纹也有可能会变成线而留下终生的印记。如果主线、辅线变长了，或者主线和辅线之间长出枝杈状的纹理，并且使其连接起来，那么小纹线经过长时间的增长，也会变成深纹。

认识你的掌纹

　　掌纹就是指手掌上的纹线，可以分为主线、辅线和病理纹。主线是与生俱来的，包括生命线、智慧线和感情线。辅线是后天由各种现实因素造成的，包括健康线、性线、干扰线等。病理纹指特殊的纹理符号，包括"十"字纹、"米"字纹、"井"字纹等。

感情线——揭秘呼吸系统

　　感情线，又称"心线"，起于手掌尺侧，从小指掌指褶纹下 1.5~2 厘米处，以弧形、抛物线状延伸到食指与中指指缝之间下方。

标准感情线

　　感情线以深长、明晰、颜色红润、分支少为正常。主要表现呼吸系统、心脑血管状态和中枢神经功能，也可反映生殖系统、视神经等疾病。

感情线主要表现呼吸功能的强弱。

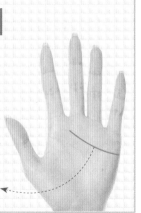

弧度较大

　　感情线弧度较大，提示心脾两虚、神经衰弱、失眠多梦等问题。

提示易患神经衰弱、失眠多梦。

弧度低垂

　　感情线弧度呈向下低垂，提示易患高血压和脑血管疾病。

提示易患高血压和脑血管疾病。

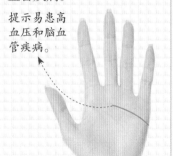

过长

　　感情线过长直达巽宫的人，多患有胃肠自主神经功能紊乱症。

提示肠胃有问题。

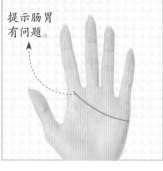

过短

　　感情线过短，提示心脏功能衰弱。

提示心脏有问题。

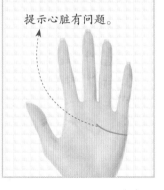

平直

感情线过于平直的人，易患高血压和突发性的心脑血管疾病。

提示易患高血压病。

末端分叉

感情线末端分三叉，上端一叉与感情线分离者，属于过敏性体质。

可能是过敏性体质。

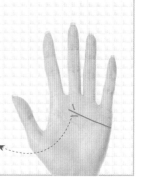

无名指下畸断

感情线在无名指下发生畸断，提示肝的功能较差，或早年患过严重疾病，引起肝脏免疫功能下降。

提示肝功能有问题。

中指下畸断

感情线在中指下发生畸断，提示易患呼吸系统疾病。

提示易患呼吸系统疾病。

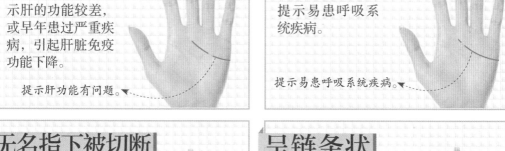

无名指下被切断

感情线在无名指下方被两条竖线切断，提示血压不稳定。

提示血压不稳定。

呈链条状

感情线呈链条状，提示呼吸功能较弱。

提示呼吸系统可能有问题。

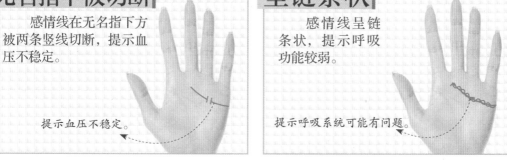

始端岛形纹

岛形纹是一种病理纹。感情线始端有较大岛形纹，多提示听觉神经异常。

岛形纹

提示听觉神经异常。

末端岛形纹

感情线末端有较大岛形纹，多提示患有咽炎或鼻炎。

岛形纹

提示患有咽炎或鼻炎。

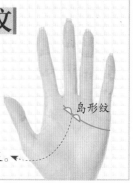

智慧线——反映心脑、神经系统健康状况

智慧线，又称"脑线"，起于食指第三指关节腔的边缘，向小鱼际呈抛物线延伸，伸向中指、无名指或小指下方。智慧线代表一个人的智力和神经系统的强弱。

标准智慧线

智慧线以微粗、明晰不断裂、微微下垂、颜色红润为正常。主要提示心脑的健康状况，代表人的思维能力、反应能力、记忆能力和适应能力。

主要反映心脑的健康状况。

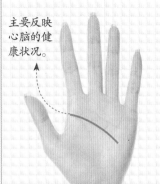

过长

智慧线过长，超出无名指以外，表示用心、用脑过度。男性易患精神衰弱导致的性功能下降，女性易患内分泌紊乱导致的精神障碍。

提示用心、用脑过度。

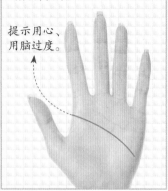

过短

智慧线过短，没有超过中指中轴线，反映人体的血管舒缩功能障碍，肝火较盛。

提示肝火较盛。

起点岛形纹

在智慧线和生命线的起点地方有连接的岛形纹，说明幼年的时候可能出现消化不良、营养不良等情况。

提示幼年时可能消化不良、营养不良。

岛形纹

生命线

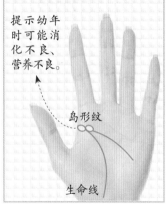

中间岛形纹

岛形纹出现在中指、无名指的下端，提示心房、心室有病变，岛形纹越大，表示疾病越严重。

提示心脏有病变。

岛形纹

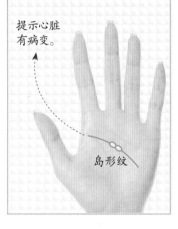

末端岛形纹

智慧线末端出现大的岛形纹，提示精神压力过大、用脑过度而损伤心脑血管的功能。

提示精神压力大。

岛形纹

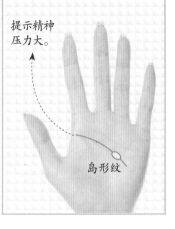

断裂

智慧线断裂，提示易头痛，或脑细胞曾有过严重的损害，要注意心脑血管疾病的检查。

提示头痛。

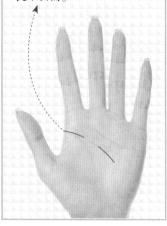

呈链条状

智慧线呈链条状，提示胃肠的消化吸收功能差，营养不良，易导致记忆力减退。

提示肠胃有问题。

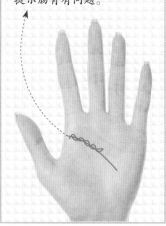

手心分叉

智慧线在手心处分开2~3支，提示有心脏病，常见于先天性风湿性心脏病。

提示心脏病。

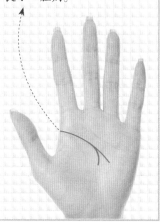

"十"字纹

智慧线末端如果有明显的"十"字纹，多提示心律不齐。

提示心律不齐。

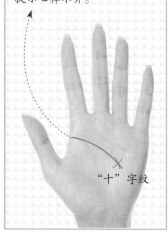

"十"字纹

"米"字纹

智慧线中间如果有明显的"米"字纹，多提示患有血管性头痛或心绞痛。

提示头痛或心绞痛。

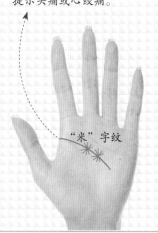

"米"字纹

鱼尾纹

智慧线末端如果出现鱼尾纹，多提示神经衰弱。

提示神经衰弱。

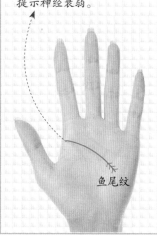

鱼尾纹

生命线——体现生命力盛衰

生命线起源于食指与拇指之间，呈抛物线形，一直向手腕延伸。此线的长、短、粗、细的变化与机体的免疫功能和遗传状态有密切的关系，是反映身体强弱的重要标志。

标准生命线

标准的生命线手纹线条深刻明显，清晰不断，呈粉红色，逐渐变细消失。生命线主要反映身体强弱，体现生命力的盛衰，并非寿命的长短。

反映身体强弱

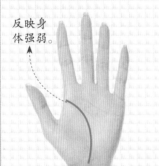

弧度较大

生命线弧度较大，提示此人精力旺盛，抵抗力强，但易体力透支或血压偏高。

提示抵抗力强。

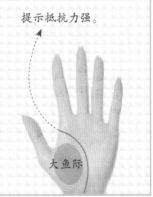

大鱼际

弧度较小

生命线弧度小，提示可能具有先天或后天的抵抗力不足，身体较差，抵抗力和自我康复能力较弱，血压偏低。

提示抵抗力较弱。

较长

长的生命线一般视为健康长寿的征兆，表示此人的健康状况较佳，预示着健康。

提示较为健康。

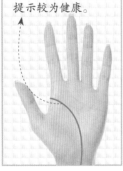

较短

较短的生命线往往表示早年体能恢复比较快。由于早年消耗过大，不注意保养，中年以后容易感觉体力衰退。

提示体力衰退。

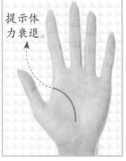

粗深清晰

粗深清晰的生命线表示生命力比较强，体质好，体力也比较好，不容易生病。

提示体质较好。

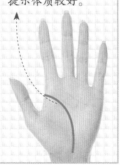

纤细

纤细的生命线意味着体质柔弱，缺少活力。

提示体质较弱。

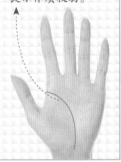

内侧有护线

生命线内侧有一条护线，提示可能患有肠道功能失调，有便秘或腹泻的病症。

提示可能患有便秘或腹泻。

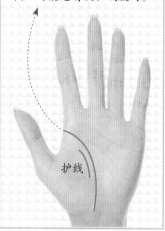

护线

断断续续

生命线断断续续，提示呼吸系统有问题，尤其是肺部容易发生病变。

提示呼吸系统有问题。

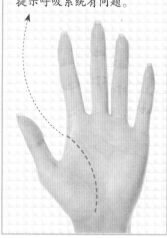

突然截断

生命线突然间截断，往往显示活动力不足。如果两只手的生命线都断开，要警惕重大疾病的发生。

提示活动力不足。

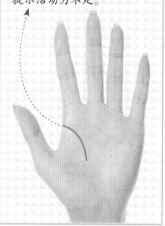

鱼尾纹

生命线下方出现多条支线，称为"鱼尾纹"。如果熬夜过多，性生活过度，精力耗损过多，手上的鱼尾纹也会变多。

提示精力耗损过多。

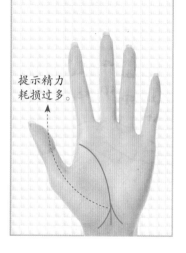

链条状

生命线起端呈链条状，提示幼年时期营养不良，体弱多病。

提示幼年时体弱多病。

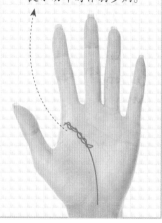

岛形纹

生命线上出现明显岛形纹，表示免疫力下降，体质变差，要注意预防心脏和血液循环疾病。

提示免疫力下降，体质变差。

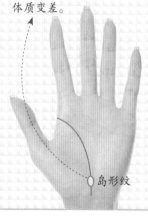

岛形纹

健康线——预示抵抗力强弱

在掌纹诊病过程中，健康线是预测、诊断疾病的发生、发展的一条非常重要的线。此线主要反映肝脏免疫功能、机体抵抗力的强弱、身体状况的好坏。不同的健康线形态代表的含义也不同。

标准健康线

健康线起于大、小鱼际交接处，斜行向小指方向延伸，且不接触感情线和生命线。这条线长短不一，一般手上没有这条线比较好。如果有这条线，而且线比较清晰、平直，表示抵抗力好，身体还是健康的，但是要注意生活作息规律，以免健康线出现不好的变化。如果这条线呈断断续续的状态，则表示身体衰弱。

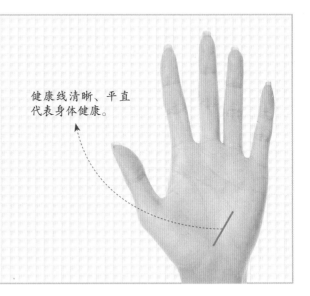

健康线清晰、平直代表身体健康。

断断续续

健康线断断续续，表示消化功能衰退。若此线断断续续且延伸至小指，表示可能有脾胃方面的慢性疾病。

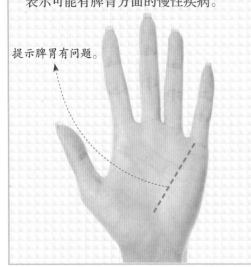

提示脾胃有问题。

呈链条状

健康线呈链条状且延伸至小指，多表示肺功能亏损，提示易患呼吸系统疾病。

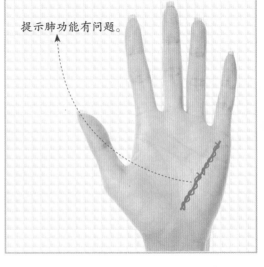

提示肺功能有问题。

岛形纹

手掌上出现深长的健康线，且线上出现岛形纹，多提示肝的健康状况较差。

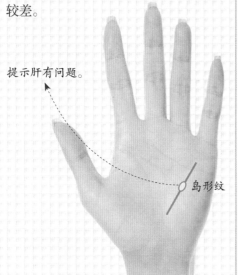

提示肝有问题。

岛形纹

倒"八"字纹

健康线深长，且与潜血线形成倒"八"字纹，提示可能有内出血的倾向。

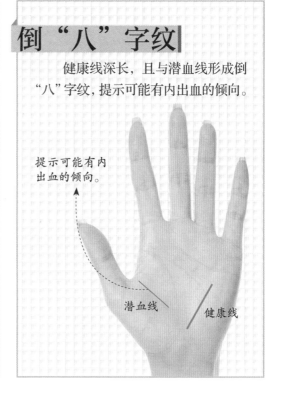

提示可能有内出血的倾向。

潜血线

健康线

切过感情线

健康线深长且切过感情线，提示易患呼吸系统疾病。

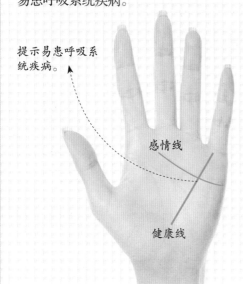

提示易患呼吸系统疾病。

感情线

健康线

切过生命线

健康线过长切过生命线，提示可能患免疫系统疾病，且病情较重。

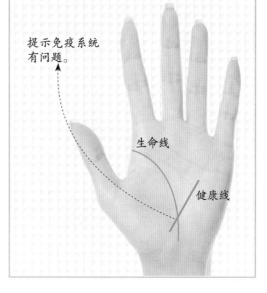

提示免疫系统有问题。

生命线

健康线

事业线——反映心脑血管疾病

事业线，又称为"命运线""玉柱线"，主要反映心脑血管系统和呼吸系统的健康状况。手掌出现这条线并非健康之兆，此线越长（连到中指下）健康状况越不好。

标准事业线

事业线起于坎位，向上通过掌心，直达中指下方。此线不能太粗，以细而浅、笔直而上、明晰不断、颜色红润为佳。若此线过长，主要表现为青少年时期身体较弱。若这条线比较短，提示在其出现处所代表的年龄阶段体质会下降，但现在已经痊愈。

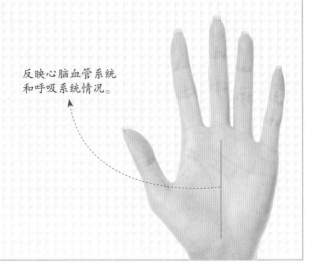

反映心脑血管系统和呼吸系统情况。

两条平行事业线

无名指下有两条平行的事业线延伸向感情线，提示可能患有高血压。

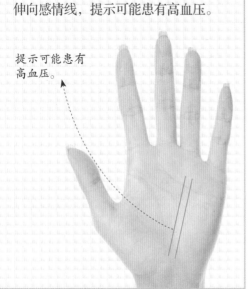

提示可能患有高血压。

始端出现岛形纹

事业线始端出现岛形纹，提示胃肠消化吸收功能较差。

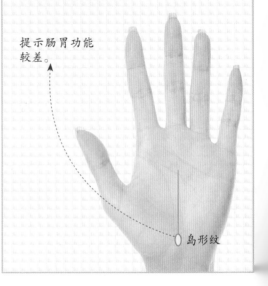

提示肠胃功能较差。

岛形纹

末端出现岛形纹

事业线末端出现岛形纹，提示可能患有胃下垂。

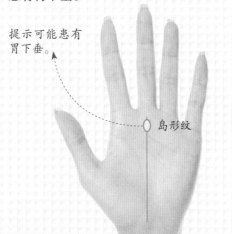

提示可能患有胃下垂。

岛形纹

末端有干扰线

事业线的末端有大量干扰线，提示常会出现胸闷气短的情况。

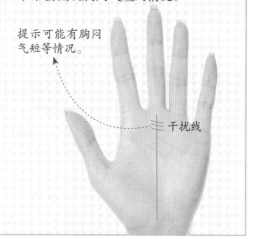

提示可能有胸闷气短等情况。

干扰线

在离位分支

事业线走到离位处形成三个分支，提示容易患心脏病。

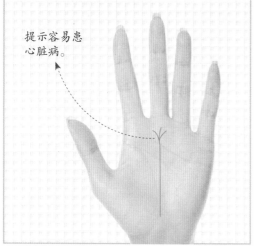

提示容易患心脏病。

事业线过长

若此线过长，延伸到中指下方，代表有慢性病，主要是心肺功能减退，中晚年易患心脑血管疾病。

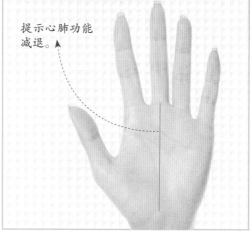

提示心肺功能减退。

观掌纹看疾病

事业线代表的慢性病主要是心肺功能减退。有些人年轻时感觉身体健康状况良好，如果此时出现事业线，可能到中老年易患有心脑血管方面的疾病。

干扰线——反映近期身体健康状况

干扰线又叫"障碍线"，是干扰主线的横竖线。这条线可以反映出近期身体的健康状况。干扰线越多，反映身体的健康状况越差。若在短时间内出现大量横切过各主线和散布于各脏腑区域的干扰线，提示人的身心都处于很疲劳的状态，若不及时调整身心，还会影响到内脏的功能。

有诊断价值的干扰线

干扰线是横切各主线或辅线的不正常纹线，位置不固定，可组成各种各样的病理纹。干扰线要深刻、较长才有诊断价值。干扰线不同于其他的线，它在短时间内就会发生很大改变，观察它的种种变化，就可以判断疾病的发展状况，也可以观察疾病治疗的情况。

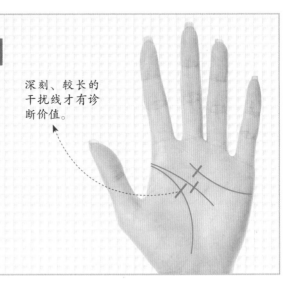

深刻、较长的干扰线才有诊断价值。

切过三大主线

干扰线如果同时切过生命线、智慧线和感情线，多提示有此掌纹者体质较差，可能患有慢性消耗性疾病，如肿瘤。

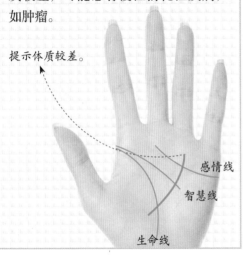

提示体质较差。

感情线

智慧线

生命线

多条干扰线穿过感情线

无名指与中指下的感情线有多条竖的干扰线穿过，提示可能患有慢性支气管炎。

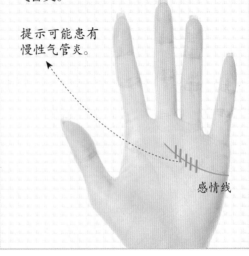

提示可能患有慢性气管炎。

感情线

横切生命线，有网纹

干扰线横切生命线，月丘上有网纹，提示可能患有肾虚或有呼吸系统方面的疾病。

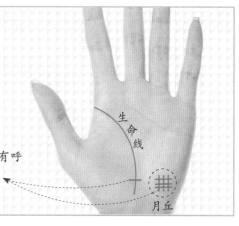

提示可能肾虚或有呼吸系统疾病。

生命线

月丘

断断续续经过三大主线

一条平直的干扰线从感情线下出发，穿过智慧线、生命线，向拇指关节腔延伸，且此线呈断续状，提示可能患有肿瘤，并且干扰线会随病情变化。

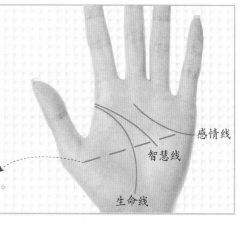

提示可能患有肿瘤。

感情线

智慧线

生命线

突然出现

手上突然出现大量细小、短浅的干扰线，多提示近期饮食不规律、熬夜或压力大，需要及时调理身体。

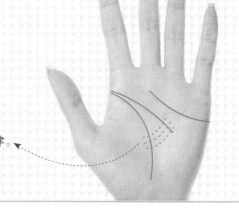

提示生活不规律。

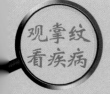

观掌纹看疾病

细、短、浅的干扰线，没有实质性疾病的病理意义。如果掌上突然有大量细、短、浅的干扰线出现，则提示一时的疲劳过度引起的体质下降，这种情况在连续熬夜的人手掌上很容易出现。只要及时地调理身体，这些浅细的干扰线可以完全消失。

太阳线——查看血压是否稳定

太阳线是无名指下一两条穿过感情线的竖线，是事业线的副线，比事业线短。这种线很少见，主要提示血压的变化。

标准太阳线

太阳线是一条位于无名指下的竖线，此线主要反映血压的高低。

反映血压的高低。

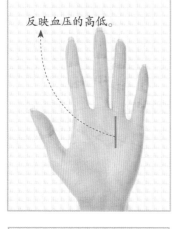

穿过感情线

太阳线穿过感情线，交感神经区扩大，提示多患有高血压。

提示患有高血压。

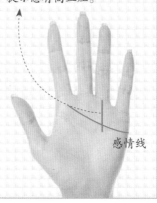

感情线

未穿过感情线

太阳线没有穿过感情线，交感神经区缩小，提示多患有低血压。

提示患有低血压。

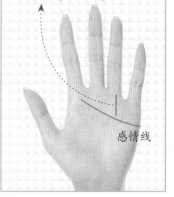

感情线

一条或多条

出现一条或多条太阳线，切线较长，提示容易患颈椎疾病。

提示容易患颈椎疾病。

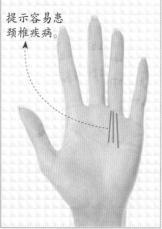

"丰"字纹

太阳线上有干扰线切过，形成"丰"字纹，提示可能患有慢性支气管炎。

可能患有慢性支气管炎。

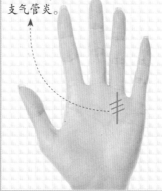

"米"字纹

太阳线旁出现"米"字纹，提示可能患有高血压，并伴有心肌供血不足。

提示可能患有高血压。

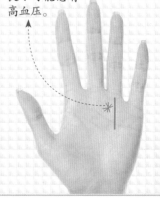

放纵线——反映生活规律与否

放纵线，又称"糖尿病线"，这种线多见于生活不规律、长期熬夜、性生活过度、吸烟嗜酒、长期服用安眠药、麻醉品，以及患有糖尿病的人。

标准放纵线

放纵线位于小鱼际的腕横纹上1~2厘米处，是一条向内延伸的短横线，一般人很少见。

衡量生活是否规律。

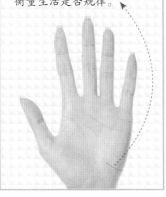

弯曲

放纵线弯弯曲曲，提示生活不规律。

提示生活不规律。

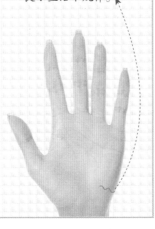

过直

放纵线过直，表示有此纹者爱吃肉，易肥胖。

提示易肥胖。

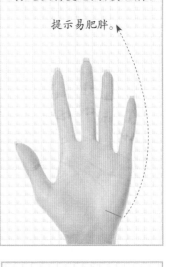

出现3条

出现3条放纵线，提示易患糖尿病。

提示易患糖尿病。

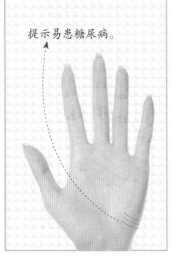

杂乱无章

出现杂乱的放纵线，容易失眠、多梦，提示神经衰弱。

提示神经衰弱。

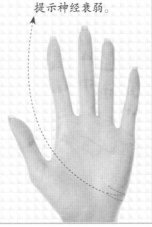

横穿肾区

放纵线深长且横穿生命线的肾区，提示糖尿病已经影响到肾脏的代谢功能。

提示肾脏代谢有问题。

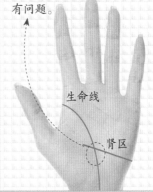

生命线

肾区

过敏线——显示过敏体质

过敏线，又称为"金星线"，有这条线的人多为过敏体质，肝脏不好，表示人体对有害物质的代谢、排出能力下降。近年来，有这条线的人越来越多，说明过敏体质的人增多了。

标准过敏线

过敏线，起于食指与中指指缝，以弧形延伸到无名指与小指指缝间。

提示容易过敏。

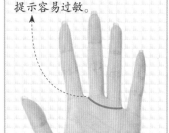

间断、多层

过敏线间断并分成多层，提示易患神经衰弱。

提示易患神经衰弱。

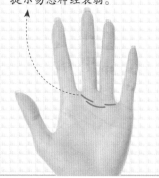

出现寸断

女性出现寸断的过敏线，提示泌尿生殖系统功能较弱，可能会患不孕症。

提示泌尿生殖系统弱。

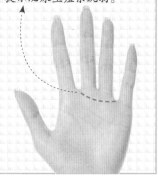

岛形纹

过敏线中央有小岛形纹，提示可能患有甲状腺功能亢进或肿瘤。

可能患有甲状腺功能亢进或肿瘤。

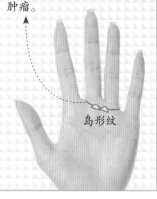

岛形纹

多条、深长

出现多条深而长的过敏线，提示肝脏免疫功能低下，身体容易反复过敏。

提示身体容易反复过敏。

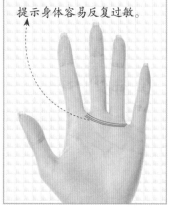

交于感情线

过敏线向下弩张交于感情线，提示易患肺结核。

提示易患肺结核。

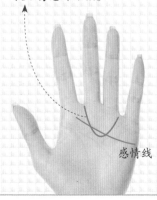

感情线

土星线——反映精神状况

有土星线的人常有肝气不舒的症状，易出现精神抑郁的现象，还可能有消化系统疾病，如消化功能紊乱。

标准土星线

土星线，在中指掌指褶纹下，为一弧形半月圆。

提示肝气不舒。

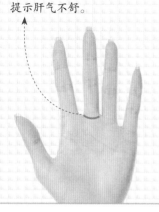

伴大量干扰线

手掌上有明显的土星线和大量的干扰线，提示精神压力过大导致失眠。

提示容易失眠。

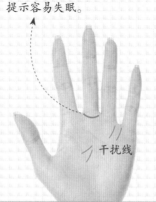

干扰线

深刻明显

手掌出现深刻而明显的土星线，提示常年有精神压力，容易精神抑郁。

提示精神压力大。

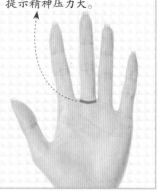

"米"字纹

土星线上有"米"字纹，且生命线上有岛形纹，提示可能患有眼病，而且非常严重。

提示患有眼病。

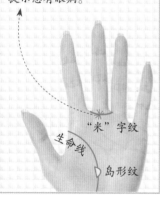

"米"字纹

生命线

岛形纹

"丰"字纹

出现土星线，且智慧线和健康线之间有"丰"字纹，多提示精神严重抑郁。

提示精神抑郁。

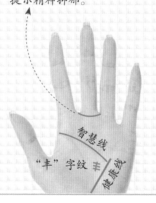

智慧线

"丰"字纹 丰

健康线

岛形纹

出现土星线，并且无名指下感情线上有岛形纹，提示视力差，而且是由于遗传的原因。

提示视力较差。

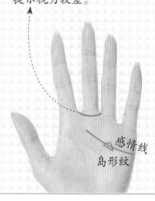

感情线

岛形纹

性线——反映泌尿生殖系统状况

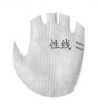

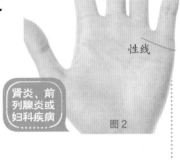

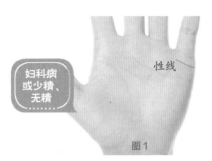

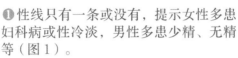

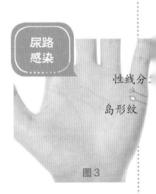

妇科病或少精、无精

肾炎、前列腺炎或妇科疾病

图2

尿路感染

性线分叉

岛形纹

图3

性线

图1

定位

性线是位于小指根部和感情线之上的短线，与感情线平行，约过小指根1/2处。

病理提示

大多数人有两三条性线，正常的性线清晰、不间断、颜色浅红，表示泌尿生殖系统的功能正常。

❶性线只有一条或没有，提示女性多患妇科病或性冷淡，男性多患少精、无精等（图1）。

❷性线过长延伸至无名指，提示容易发生肾炎、前列腺炎或妇科病（图2）。

❸性线尾端分叉或有岛形纹，提示易患尿路感染（图3）。

肝病线——预示肝脏免疫力

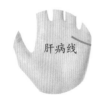

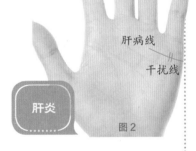

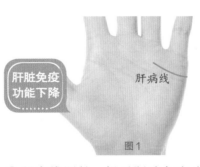

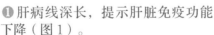

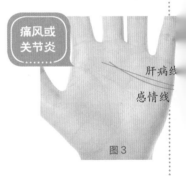

肝脏免疫功能下降

肝病线

图1

肝炎

肝病线

干扰线

图2

痛风或关节炎

肝病线

感情线

图3

定位

肝病线，又称"酒线"，起于小指掌指褶纹与感情线中间，向无名指下延伸的一条横线。

病理提示

此线主要反映肝脏的健康状况。研究发现，有此线的人多嗜酒，或不能饮酒，一饮即醉，易患酒精中毒型肝硬化。

❶肝病线深长，提示肝脏免疫功能下降（图1）。

❷肝病线上有干扰线切过，提示可能患过肝炎（图2）。

❸肝病线在中指下方与感情线相交，提示容易患痛风或关节炎（图3）。

悉尼线——提示肿瘤隐患

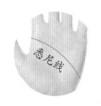

定位

悉尼线其实是智慧线的变异，一直延伸到手掌尺侧。

病理提示

此线主要提示家族有肿瘤史。调查显示，白血病患者、小儿唐氏综合征患者、发育迟缓的孩子，以及肝癌患者，手上会经常看到这条线。

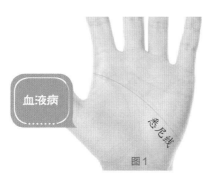

图1

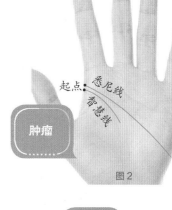

图2

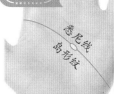

图3

❶ 悉尼线较模糊，提示易患血液方面疾病，以及还应预防病情恶变（图1）。

❷ 悉尼线的起点与智慧线的起点不是一个位置，有空余距离，提示可能患有肿瘤（图2）。

❸ 悉尼线呈抛物线状延伸至掌边缘，且线上有岛形纹，提示易患肿瘤（图3）。

通贯掌——反映遗传倾向

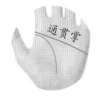

定位

智慧线和感情线合并成一线，从手掌的一端到另一端，成一条横越的直线，称为"断掌纹""通贯掌"。

病理提示

此线与遗传有关，代表人的体质、智力、寿命及疾病的发展状况。有此线的人易患头痛、腰痛、胃炎等疾病。

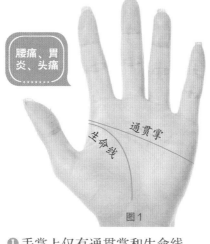

图1

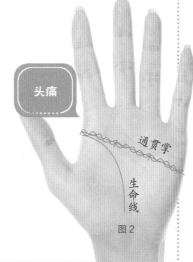

图2

❶ 手掌上仅有通贯掌和生命线，提示易患腰痛、胃炎、头痛等疾病（图1）。

❷ 有通贯掌或通贯掌呈链条状的人，容易头痛（图2）。

川字掌——易产生忧郁症

川字掌形如"川"字，生命线与智慧线不连在一起，形成一个开口。川字掌的人肝火比较盛，多见于女性。川字掌出现交叉横纹的人容易忧郁。

川字掌

肝火旺

鸡爪掌——提示体弱多病

鸡爪掌的特点是一源三支，生命线、智慧线和感情线都在一个起源。有这种掌纹的人往往先天体质欠佳，体弱多病，即使没有什么大病，也总感觉疲劳乏力，力不从心。有这种掌纹的人从小就要注意保养身体。

鸡爪掌

先天体质弱

便秘线——反映便秘情况

便秘线就是生命线下部靠掌内处有几条流苏样支线走向月丘处的线。若其中有一条较长的支线，则提示可能有长期顽固性便秘。

生命线

便秘

便秘线

异性线——提防泌尿系统感染

异性线是小指下方靠近掌端位置出现横卧的"Y"形掌纹。异性线有一条至数条不等。双手都有异性线或异性线较多者，要注意因房事过频而造成的尿路感染。

尿路感染

异性线

腕横纹线——反映生殖系统状况

腕横纹线又称"手颈线"，出现在掌根处，以清晰、完整、不中断、掌底部肌肉厚实为佳。腕横纹线大多反映生殖系统状况。

腕横纹线出现断裂、链条状、凸起等异常形态以及有"米"字纹时，提示容易发生生殖系统疾病。手腕处有几条静脉浮露时，提示肾及生殖功能差，妇女易患妇科疾病。

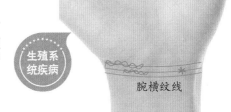

生殖系统疾病

腕横纹线

颈椎线——反映颈椎情况

颈椎线是由感情线上侧生出的一支走向小指根方向的线。此线出现，提示可能患有颈椎疾病。

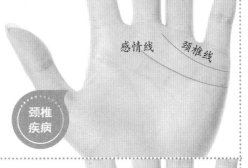

感情线　颈椎线

颈椎疾病

胚芽纹——提示气血双亏

胚芽纹是指生命线上部靠掌心一侧，线上有数条排列向上的露苗小线。有这种掌纹的人气血双亏、血压偏低、体质差，易患感冒。脑力劳动者多见此纹。建议有胚芽纹者应注意营养，加强体育锻炼。

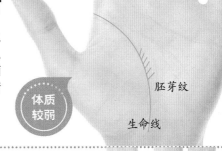

体质较弱

胚芽纹

生命线

孔子目纹——注意头部疾病

拇指第二指节处眼状岛纹，又称"孔子目纹"，表示聪明，但容易因用脑过度而积劳成疾。同时，此处也反映脑部营养的供应情况，要注意头部疾病，如偏头痛、头顶痛，以及脑血栓等症。

孔子目纹

头部疾病

病理纹——提示疾病的信号

"十"字纹——疾病处于早期

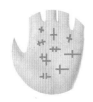

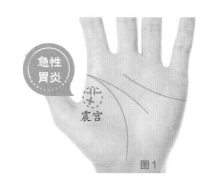

急性胃炎 震宫

图1

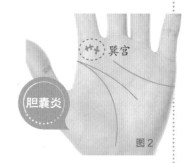

胆囊炎 巽宫

图2

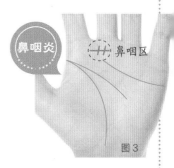

鼻咽炎 鼻咽区

图3

形状

"十"字纹是由两条短线相交成"十"字形，或一长一短的线相交成不规则的叉形。

病理提示

"十"字纹的出现，表示某脏器功能失调，多处于疾病早期。

❶ 震宫出现"十"字纹，提示可能患有急性胃炎（图1）。

❷ 巽宫出现"十"字纹，提示可能患有胆囊炎（图2）。

❸ 鼻咽区出现"十"字纹，提示可能患有鼻咽炎（图3）。

"△"形纹——疾病进一步发展

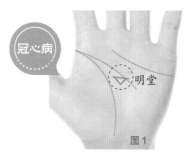

冠心病 明堂

图1

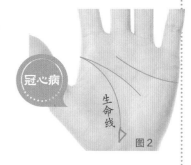

冠心病 生命线

图2

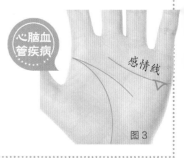

心脑血管疾病 感情线

图3

形状

"△"形纹是由三条短线构成的形似三角形的纹。

病理提示

独立的"△"形纹比在各主要掌褶纹形成的"△"形纹意义大。手掌反射区出现"△"形纹，说明内脏相应部位出了问题。

❶ 明堂处出现"△"形纹，提示可能患有冠心病（图1）。

❷ 生命线尾端出现"△"形纹，需要预防冠心病（图2）。

❸ 感情线上出现"△"形纹，提示易患心脑血管疾病（图3）。

"井"字纹——慢性疾病已经形成

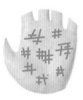

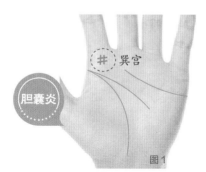

图1

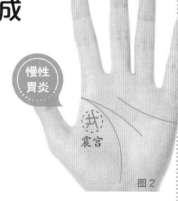

图2

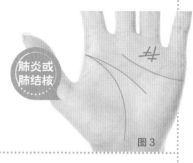

图3

形状

"井"字纹是由四条短线构成的像"井"字的纹线。

病理提示

"井"字纹一般提示患有慢性炎症，表明炎症时间较长，变化很缓慢，但还没有发生实质性变化。

❶ 巽宫出现"井"字纹，提示可能患有胆囊炎（图1）。

❷ 震宫出现"井"字纹，提示可能患有慢性胃炎（图2）。

❸ 无名指下出现"井"字纹，提示可能患有肺炎或肺结核（图3）。

"囗"形纹——病情稳定或有外伤史

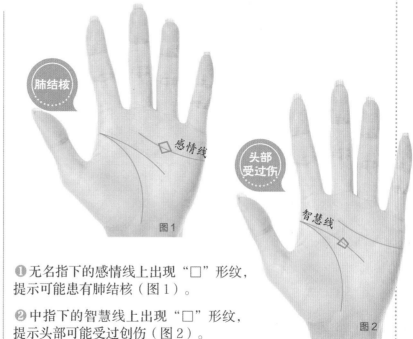

图1

图2

形状

"囗"形纹呈四角形或长方形，大多数是不规则的四角形。

病理提示

"囗"形纹主要表示曾有手术或外伤史，或病情已稳定，正在恢复健康。重病之人若出现此纹，病情大多有可逆性。

❶ 无名指下的感情线上出现"囗"形纹，提示可能患有肺结核（图1）。

❷ 中指下的智慧线上出现"囗"形纹，提示头部可能受过创伤（图2）。

"米"字纹——脏器气滞血瘀

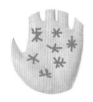

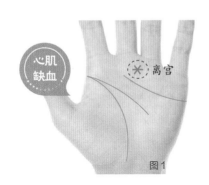

图1

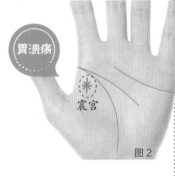

图2

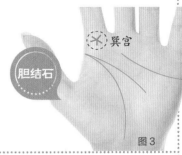

图3

····· 形状 ·····

"米"字纹多由三四条短线组成，同时也包括"米"字纹变形的一些纹线。

····· 病理提示 ·····

"米"字纹提示某脏器存在气滞血瘀的现象。

❶ 离宫出现"米"字纹，提示可能患有心肌缺血（图1）。

❷ 震宫出现"米"字纹，提示可能患有胃溃疡（图2）。

❸ 巽宫出现"米"字纹，提示可能患有胆结石（图3）。

"☆"形纹——突发性疾病先兆

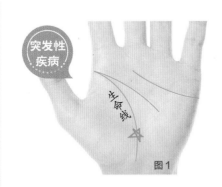

图1

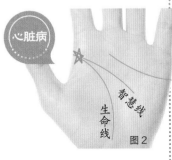

图2

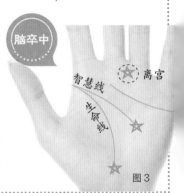

图3

····· 形状 ·····

"☆"形纹是由多条纹线交叉组成的五角星形状的纹，这种纹比较少见。

····· 病理提示 ·····

"☆"形纹主要反映脑血管的突发病，一般常见于50~60岁的中老年人。

❶ 生命线上出现"☆"形纹，提示容易患突发性疾病（图1）。

❷ 生命线与智慧线相交处出现"☆"形纹，提示可能患有心脏病（图2）。

❸ 在离宫、智慧线尾端以及生命线尾端都出现"☆"形纹，提示可能患有脑卒中（图3）。

岛形纹——脏器出现肿瘤、囊肿

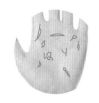

形状

岛形纹像一个小岛，其范围有大有小，或独立，或连续，或相套。

病理提示

岛形纹在主线上多为恶疾的信号，提示相关脏器功能出现障碍，可能有炎症肿块或肿瘤向恶性转化。

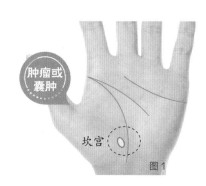

肿瘤或囊肿

坎宫

图1

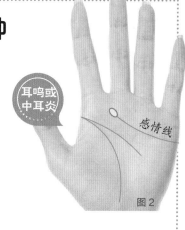

耳鸣或中耳炎

感情线

图2

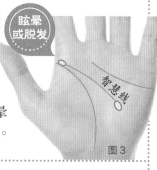

眩晕或脱发

智慧线

图3

❶坎宫上出现小岛形纹，提示生殖系统可能有肿瘤或囊肿（图1）。

❷感情线尾端出现岛形纹，提示可能患有耳鸣或中耳炎，听力下降（图2）。

❸智慧线始端出现岛形纹，提示有眩晕症状；尾端有岛形纹，提示易脱发（图3）。

"○"形纹——提示可能受过外伤

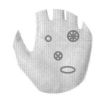

形状

"○"形纹形状像圆环，而且环心大多有杂纹，需要从整体观察才能发现。

病理提示

"○"形纹与外伤有关，受过较重外伤后一般可在掌上留下"○"形纹。

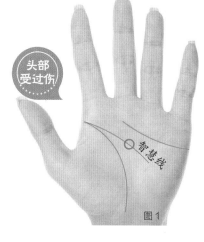

头部受过伤

智慧线

图1

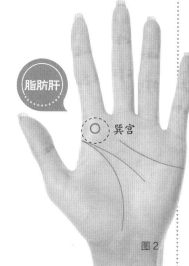

脂肪肝

巽宫

图2

❶智慧线上出现"○"形纹，提示头部可能受过伤（图1）。

❷巽宫出现"○"形纹，提示可能患有脂肪肝（图2）。

链状纹——抵抗力差，容易生病

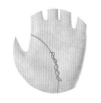

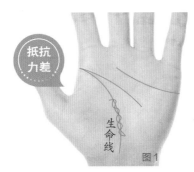
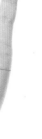

抵抗力差

生命线

图1

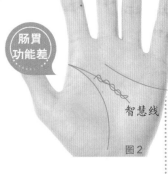

肠胃功能差

智慧线

图2

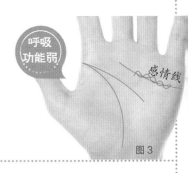

呼吸功能弱

感情线

图3

····· **形状** ·····

线上有连续不断的小圆圈，或呈交叉线条状缠在一起，于是形成如锁链状的线，排列驳杂不纯、凌乱无章。

····· **病理提示** ·····

链状纹多提示抵抗力差，容易生病。

❶生命线上出现链状纹，提示抵抗力差，易生病（图1）。

❷智慧线呈锁链状，提示胃肠消化吸收功能差，营养不良（图2）。

❸感情线呈锁链状，提示呼吸功能较弱（图3）。

波状纹——身体素质差，精力不济

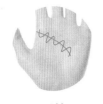

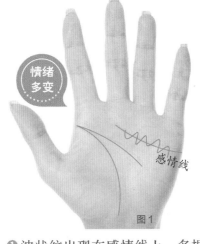

情绪多变

感情线

图1

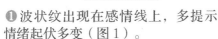

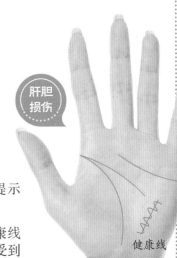

肝胆损伤

健康线

图2

····· **形状** ·····

波状纹是形状如水波的线。

····· **病理提示** ·····

当手纹线呈水波状者，多提示身体素质较差，精力不济。

❶波状纹出现在感情线上，多提示情绪起伏多变（图1）。

❷波状纹出现在健康线上或健康线呈波浪形，提示酗酒过度使肝胆受到损伤（图2）。

第五章

看手指，反映
身体先天素质

手指处于人体上肢的末端，是血液回流的起点之一。五个手指共有六条经脉循行，如拇指为手太阴肺经所过，食指为手阳明大肠经所过，中指为手厥阴心包经所过，无名指为手少阳三焦经所过，小指为手少阴心经、手太阳小肠经所过。手指形态的变化与身体健康有着密切的联系，所以手指也是手诊的重要参考之一。

五指与人体脏腑的关系

中医认为，手是阴阳经脉气血交合联络的部位。手指能反映人体脏腑的兴衰，因为手指循行经脉较多，五个手指分别代表所循行的经脉及其相应脏腑的健康信息。

拇指反映人体整体素质强弱

拇指在中医上属于心、脑，相当于循环系统与神经系统，为肺经所过。观察拇指，可以观察人体整体素质的强弱。正常的拇指指节应长短均匀，圆长健硕，直而不偏。

拇指过分粗壮表示易动肝火；扁平薄弱表示少年时期体质差，易患神经衰弱；上粗下细表示吸收功能差，身体瘦弱不易肥胖；上细下粗表示吸收功能好，容易肥胖且减肥较难。拇指指节短，过于坚硬很难弯曲，要注意头痛、高血压、心脏病；拇指以第一节、第二节圆净无纹为好，指间横纹越多，吸收功能越差；拇指指掌关节缝出现青筋凸起，可能有发生冠心病或冠状动脉硬化的危险；关节缝的纹理乱，要注意心脏疾病，如心烦、胸闷、心悸等。

拇指还可以判断人的精力是否旺盛，用力按2秒拇指指腹，若肌肉有弹性，且恢复比较快的，表示精力旺盛。若肌肉弹性恢复较慢，有凹陷，则表示精力衰退，男性容易早泄，甚至阳痿；女性容易性冷淡，甚至容易患妇科疾病。

拇指下的大鱼际肌肉的弹性，往往可以提示心肌的状况。心肌劳损、心力不足的人，往往大鱼际肌肉弹性差，恢复很慢。按压后肌肉恢复越快表示气血越足，反之，肌肉恢复很慢，而且按压后凹陷，则相对应的脏腑功能下降、气血不足，甚至容易发生疾病。

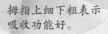

拇指上粗下细表示吸收功能差。

拇指上细下粗表示吸收功能好。

食指提示消化功能的强弱

食指在中医上属于脾、胃，相当于现代医学的消化系统，为大肠经所过。食指以圆秀强壮、三个指节长短均匀为好，这是消化功能良好的表现。

食指苍白瘦弱，消化功能较差，容易精神不振；指头偏曲，指节缝隙大，且纹路散乱，出现这种现象多因消化系统疾病使脾胃纳食运化功能失常，提示容易患大肠疾病；食指出现青筋时，表示大肠有积滞或宿便。青筋贯通儿童食指三节表示患有危症。

如果三个指节长度相差太大，特别是中间指节过长，这和钙吸收不平衡有关，骨骼和牙齿损坏较早。

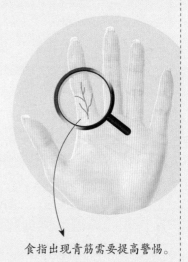

食指出现青筋需要提高警惕。

中指反映心脑血管功能

中指在中医上属心、脑，相当于现代医学的循环系统、神经系统，为心包经所过，由中指可以判断心脑血管功能的强弱。中指圆长健壮，三个指节长短平均，指形直而无偏曲，说明健康状况良好，元气充足。

中指苍白，细小而瘦弱，提示心血管功能差；中指出现偏曲，指节漏缝，提示循环系统和消化系统功能不佳；中指偏短，提示易患肺肾疾病；中指第二指节过长，提示钙吸收不好，代谢功能较差，骨骼、牙齿比较脆弱；中指细切横纹较多，表示生活无规律，容易患心脑血管疾病；中指青筋很多，尤其根部有明显的青筋，要注意脑动脉硬化。

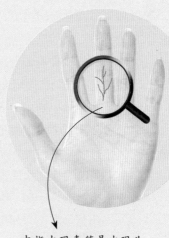

中指出现青筋易出现头痛、头晕症状，甚至出现脑卒中。

无名指与内分泌系统、泌尿生殖系统相关

无名指在中医上属于脾、肺，相当于现代医学的呼吸系统、内分泌系统、消化系统，为三焦经所过，与肝胆关系密切。无名指与人体健康，尤其与泌尿生殖系统及内分泌系统关系密切。无名指指形圆秀健壮，指节长短平均，指形直而不偏曲，指纹清爽者为佳。

无名指太长，超过中指第三节一半以上，快与中指齐平，多反映因生活不规律而影响健康；无名指太短表示身体元气不足，体力不佳，免疫力低下；无名指苍白细小，弯曲偏向，说明先天元气不足，这与内分泌失调有关，容易出现神经衰弱、头痛、失眠、精神不振等症状。

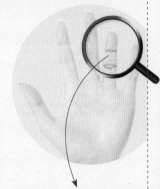

无名指短且指节纹多而乱，提示此人可能先天体质较差。

小指反映生殖功能或肾功能

小指在中医上属肾，相当于现代医学的泌尿生殖系统、运动系统，为心经和小肠经所过，与心、肾、子宫、睾丸等器官密切相关。小指以长直粗壮、指节长短平均为佳。

小指标准的长度通常应与无名指远端指节等齐或稍微超过一点。这说明先天心肾功能良好，身体健康。

小指细小瘦弱，或指头偏曲，指节漏缝太大，提示吸收功能不佳或排便不畅，易患肠道疾病；小指短小，提示肾气不足，生育功能弱，容易出现头晕、耳鸣、腰酸腿痛的症状，女性容易患月经不调等妇科疾病；如果小指特别小，女性容易患不孕症，男性容易肾虚。

小指虽然小，却反映了一个人的先天身体素质，包括循环系统、泌尿生殖系统等功能。小指粗壮可弥补其余四指的不足，但其他手指粗壮而小指细弱的话，则是先天之气不足。

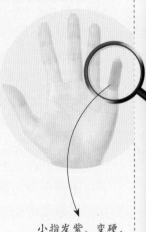

小指发紫、变硬，可能是膀胱、心脏、子宫、睾丸、肾脏等器官发出的警告信号。

看手指知健康

　　手指是人体上肢的末端，在经脉上阴阳交界，气血循环至此复回，因此通过观察手指可以诊断脏腑的盛衰虚实和有关病症。观察手指时要从手指的强弱、肥瘦、长短、软硬、血色等方面来观察，同时也要观察五指的整体形态是否有异常。

看手指强弱

　　通常情况下，人的食指和拇指更加有力。身体健康的人五个手指都发育得完好、饱满有力。如果有某一个指头显得特别瘦弱，多反映其对应腑脏和年龄阶段的健康状况较差。

看手指肥瘦

　　如果手指呈肥胖状，甚至指节间的肌肉都凸起来，那么就得警惕患有血脂偏高、容易乏力、脂肪肝等疾病了。而手指偏瘦甚至歪斜，尤其是五指并拢时手指间有漏空者，则提示在某阶段的健康状况较差，大都因脾胃虚弱导致。

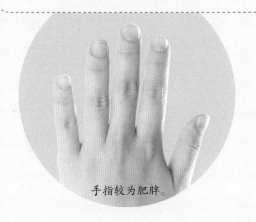

手指较为肥胖。

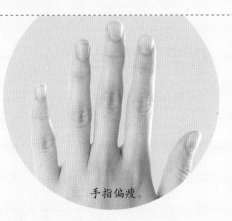

手指偏瘦。

看手指长短

　　标准的手指是小指挺直、拇指粗壮，而食指、中指、无名指要形成很好的搭配。正常情况下，拇指有两节，较其他四肢粗壮，长度一般是以在五指并拢时同食指第一节等高；食指三个指节长短均匀，由下往上逐节缩短，在五指并拢时达到中指第三节一半处；中指在五指中最长，三个指节长短平均；无名指短于中指，至中指第三节1/3处，指节长短平均；小指三节长短均匀，向上不超过无名指上指节纹，向下不低于无名指第二节纹的1/2。

　　中医认为，若拇指指节较短，且坚硬不易弯曲，多为高血压、头痛、心脏病及脑卒中的表征（图1）。若食指长于中指，提示此人易患心脏病（图2）。若中指比两相邻手指短，则提示此人易患心律失常（图3）。

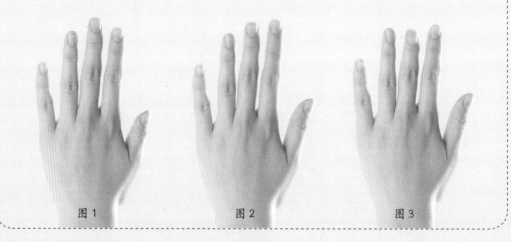

图1　　　　　　　　　　图2　　　　　　　　　　图3

看手指血色

　　手指红润是气血运行良好的表现。若指端苍白，则为气血不足，表现为手足怕冷，身体瘦弱；指端呈红色，为瘀血，气血运行不畅，多见于疲劳过度者；指端紫暗者，为瘀血阻滞，气血不通，老人易出现危象；若全掌暗淡、无红润光泽，则多提示身体可能出现肿瘤。

看手指粗细

　　手指的粗细有差异，正常来说，拇指比其他手指粗壮，也是力气较大的手指；食指比较灵活、强壮；中指圆长健壮，直而不弯，力气仅次于拇指；无名指不太灵活，比食指稍微细一点；小指在五指中较为细小。

　　拇指过于薄弱，表明此人脾胃虚弱、营养不良（图1）。拇指过于粗大，提示此人容易患胃病。若拇指指根变细，则应该对呼吸道和肠胃病变有所警惕（图2）。拇指瘦弱弯曲，则为神经衰弱、头痛失眠的征象（图3）。拇指肿胀如鼓槌，一般此人易患先天性心脏病或支气管扩张等疾病。无名指指端如鼓槌状，提示此人心脏功能较差（图4）。食指第二指节变成蜂腰状，提示此人患有慢性支气管炎（图5）。食指第二指节粗壮或过长，说明此人长期缺钙，牙齿、骨头和指甲容易损伤（图6）。小指根部呈蜂腰状，提示此人性功能正在消退阶段。

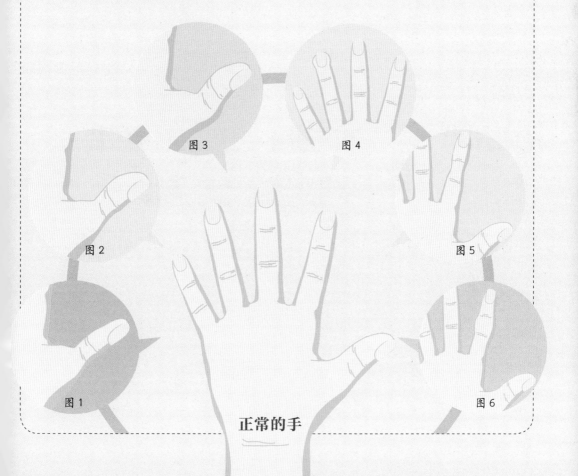

图3　图4

图2　图5

图1　图6

正常的手

看手指形态

指形可细分为许多类型，不同的手指形状反映了不同的疾病特征，因而特殊的手指形态反映了疾病的典型特征，并可以通过其他的手诊依据更明确地诊断疾病。

手指的不同形态

粗短指

手指又短又粗，直而有力，筋骨厚实，提示经脉气血旺盛，易患高血压和肝病。

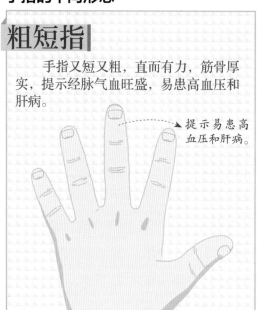

提示易患高血压和肝病。

细长指

指形细长，颜色偏苍白，指显无力，提示脾胃功能差，多有偏食倾向。

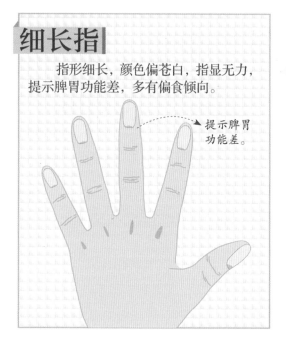

提示脾胃功能差。

方形指

指端平直，棱角分明，指甲呈四方形，一般提示身体健康。

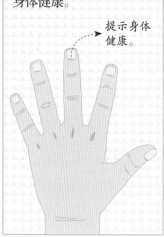

提示身体健康。

梭形指

指节中间关节粗大，形成中间宽两头窄细的梭形，提示易患风湿、肝胆疾病。

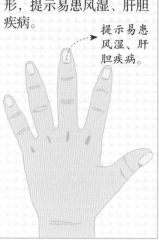

提示易患风湿、肝胆疾病。

斜弯指

手指末节偏斜，常见小指和食指，提示患有遗传病或生殖功能障碍。

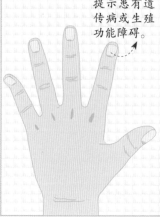

提示患有遗传病或生殖功能障碍。

竹节指

各个指节关节突出，整个手指形如竹节，提示易患呼吸系统疾病。

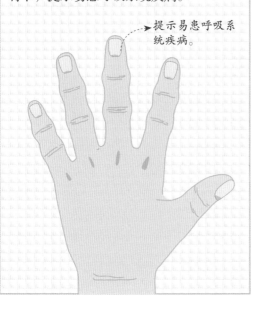

➤ 提示易患呼吸系统疾病。

壁虎指

整个手指末节关节突出，指端部形成尖缘，手指似壁虎的头身，提示易患心脏疾病。

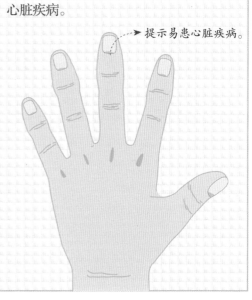

➤ 提示易患心脏疾病。

鼓槌指

整个手指末节圆粗突出，指端棱角分明，似鼓槌，提示易患呼吸系统、循环系统疾病。

➤ 提示易患呼吸系统、循环系统疾病。

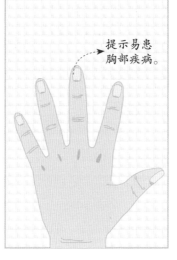

圆锥指

指形细长，指端稍微有点尖，形状似圆锥，提示易患胸部疾病。

➤ 提示易患胸部疾病。

汤匙状指

指厚而方，指尖呈汤匙状，提示易患高血压或糖尿病。

➤ 提示易患高血压或糖尿病。

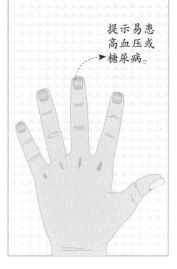

看指纹

指纹就是十指指腹先天的自然纹。按照三叉的数目与位置及纹形中心纹线，指纹可分成弓形纹、箕形纹、斗形纹3类。

弓形纹

弓形纹是若干条平行而弯曲的纹线，从指腹的一侧走向对侧，中部隆起如弓状，没有构成三叉点。它又可细分为低弓形纹（简单弓形纹）和高弓形纹（帐幕弓形纹）。在中国，正常人群弓形纹的出现率较低。

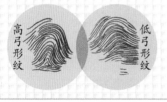

高弓形纹　低弓形纹

箕形纹

根据箕形纹的纹线走向所形成的箕口方向，可分为尺箕纹和桡箕纹。

尺箕纹，又称"正箕"。它的纹线自尺侧起始斜向上弯曲后，再回到尺侧。开口处一侧称"箕足"，因其箕口朝向小指一方，叫作"尺箕"。箕足对侧有一呈三方走向的纹线区称为"三叉点"，这种纹形在中国正常人手指的出现率较高。

桡箕纹，又称"反箕"。它的纹线自桡侧起始，即箕口朝向拇指一方，称"桡箕"，纹线向上斜弯曲后，再回到桡侧构成簸箕形状。箕足对侧也有1个三叉点。

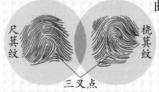

尺箕纹　桡箕纹

三叉点

斗形纹

斗形纹包括环形纹、螺形纹、囊形纹、绞形纹、偏形纹和变形纹。它们均有2个或2个以上三叉点。从医学角度来看，恶性肿瘤患者常有染色体异常，而某些染色体疾病者斗形纹明显增多。

● 环形纹纹形是从指端中心向外，由多圈环状纹线组成。

● 螺形纹纹形是从指端中心起，纹线呈螺旋状向外旋转延伸而构成。

● 囊形纹纹形中心部有环形或螺形结构，纹线呈椭圆形向外延伸似囊状。

● 绞形纹纹形由2个箕形纹组成，纹线向相反方向延伸。

● 偏形纹纹形特点是2个箕头重叠倒装，2条箕纹线向同一方向延伸。

● 变形纹由箕形纹和斗形纹混合组成。

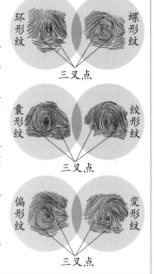

环形纹　螺形纹
三叉点

囊形纹　绞形纹
三叉点

偏形纹　变形纹
三叉点

第六章

看指甲，反映人体微循环

观甲诊病自古有之，《黄帝内经》中对脏腑气血功能失调及外邪入侵所致的病理性指甲的变化有着明确的记载。甲乃筋之余，反映内脏肝胆之疾。自甲根起源的气血能通过全身经脉灌输至人的五脏六腑，血气联系密不可分，前者为阴，后者为阳，它们共同维持机体的生理运行。指甲依靠濡养以维持其健康的色泽形态。血虚、血瘀、血热均可以引起指甲形态的变化。五脏的虚实、气血盛衰都能充分反映于指甲，即人体的病理气血，通过经络系统投射于指甲，形成一定的"甲象"。因此，甲面上出现任何的异常都说明人体体内已经存在或正在发生病变。

指甲揭示的健康奥秘

指甲的生理结构和特征

手指甲是贴肉长着的一片光润、浅红色的角质。指甲生长速度较快，指甲全部更换只需半年左右。指甲能起到保护手指尖、加强指尖力度的作用，能参与细密工作。

指甲的构成

要了解甲诊，首先要知道指甲的构成。指甲主要由以下几部分构成。

❶ **甲母**：位于指甲根部，是指甲生长的源泉，含有大量毛细血管、淋巴管和神经，非常敏感。如果甲母受损会影响指甲的正常生长。

❷ **甲体**：甲前部的外露部分，为坚硬半透明的长方形角质板。

❸ **甲根**：位于皮肤下面，较薄软。甲根的作用是以新细胞推动老细胞向外生长，促进指甲新陈代谢。

❹ **甲板**：由几层坚硬的角蛋白细胞组成，附着在甲床上，本身不含有神经和毛细血管。甲板由甲体和甲根构成。

❺ **甲床**：位于甲板的下面，其下与指骨骨膜直接融合。由于含有毛细血管，甲床通常呈粉红色。甲床前为甲下皮，后为甲上皮。

❻ **甲郭**：围绕指甲根部及其侧缘的皮肤皱褶处为甲郭。

❼ **半月痕**：指甲下方 1/5 处出现一个奶白色的半月形，叫"半月痕"。

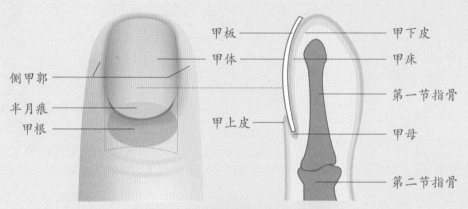

指甲正面和侧面结构示意图

指甲的望诊意义

甲为筋之余，观甲诊病自古有之

中医认为，爪甲乃筋之余，肝之所出，胆之所附，指甲坚而厚者胆气强，短而软者胆气怯。指甲根部有 12 个穴位，是人体经脉阴阳交替之处，由手指处起源的经脉气血，又与人体五脏六腑关系密切，推动人体全身气机运转。指甲的基本形状虽然不会变，但每个指甲的形态和颜色，包括甲床的颜色会改变，可以凭借指甲早期变化的客观反映，来判断疾病，预知病势的发展，从而加以防范。

指甲的色泽、纹路反映人体的健康状况

自古至今，历代医家都利用指甲望诊来诊断疾病。医学家在长期的实践中发现，人类脏腑器官的变化会相应地反映在指甲上。

拇指指甲多反映头部、颈部病变；食指指甲多反映头部以下膈肌以上之间的病变，包括上焦、胸、心、肺等；中指指甲多反映膈以下至脐以上之间的病变，包括中焦、肝、胆、脾、胃等脏腑疾病；无名指指甲多反映脐以下至二阴以上区间的病变，包括下焦、肾、膀胱、肠道等疾病；小指指甲多反映下焦、二阴、下肢等位置的病变。因此可以凭借观察指甲的变化来判断脏腑器官的病变。

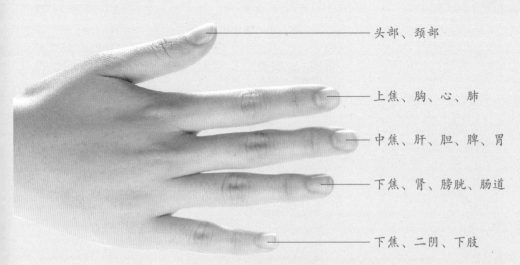

头部、颈部

上焦、胸、心、肺

中焦、肝、胆、脾、胃

下焦、肾、膀胱、肠道

下焦、二阴、下肢

指甲与人体脏腑对应分布图

观指甲形态

指甲形态包括指甲的长宽比例和指甲的形状两个方面。指甲形态的形成多与先天遗传有关，所以从指甲形态可以大致判断出体质的先天状况。

标准指甲

标准的指甲一般是宽三纵四的比例，指甲与手指端长度的比例一般是指甲长度为手指端长度的一半，这是好看且健康的标准甲形。

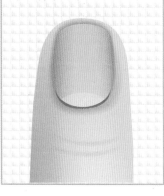

长指甲

宽三纵五以上比例的指甲都属于长指甲。长此种指甲的人容易患呼吸系统疾病、消化系统疾病、神经官能症和脊椎骨性疾病。

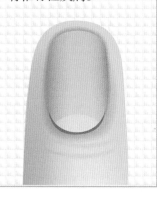

短指甲

指甲短而呈四方形，有此种指甲的人易患心脏病、神经痛、风湿性关节痛、高血压等疾病。

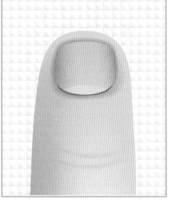

方形指甲

指甲形状如同四方形，说明体质较差，大多提示有心血管功能障碍。

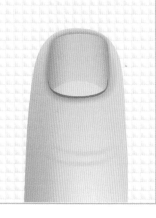

扇形指甲

指甲像一把展开的扇子，提示成年后易得肝病、胆囊炎、十二指肠溃疡等疾病。

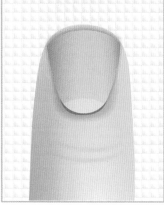

百合形指甲

指甲比较长，前后较小，中间部分明显凸起，形状如百合，提示消化功能差，易缺钙。

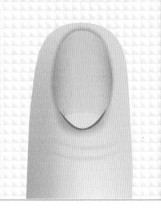

圆形指甲

指甲呈圆形。表面上健壮结实，很少生病，实际上是对病症不敏感，一旦得病就很严重，如急性胰腺炎、溃疡性出血等。

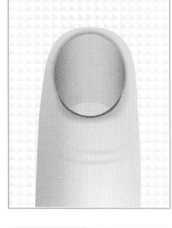

碗形指甲

状如扁圆形，形似饭碗样。有此种指甲的人易患呼吸道、消化道慢性疾病。

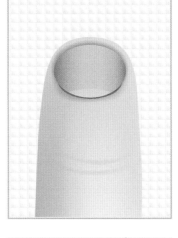

翘甲形

指甲前端翘起，且前高后低，前宽后窄，提示抵抗力低下，有某种免疫性缺损，长期存在某种慢性病症，尤以呼吸道炎症性疾病为多见。

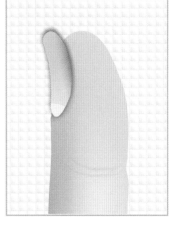

大甲形

指甲宽大呈长方形，包裹整个指头，且指甲厚而坚硬。有此种指甲的人大多不注意自己的身体健康状况，耐病能力较强，但易得肿瘤和骨髓病变。

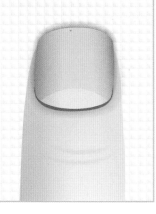

矩形指甲

指甲短而宽，呈矩形，扁平，甲皮粘连紧凑。此种指甲提示身体较为壮实，很少生病，但一旦生病则是急性重病，易得心脏病、各种风湿病。

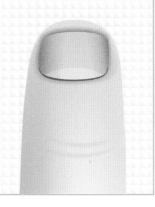

带白环形指甲

半月痕色如白玉，且面积较大，边界清晰、整齐。有此指甲的人精神负担重，常有失眠、疲劳等症状。

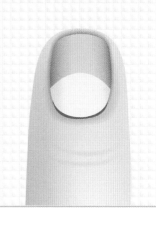

观指甲色泽

人的指甲依靠气血维持正常的形态、色泽，依靠气机推动其运化。观察指甲颜色可反映脏腑虚实和气血的盛衰。

健康的指甲

健康的指甲呈现浅红色，甲板光滑，润泽有神，半月痕清晰，轻按指甲迅速变白，放松后恢复红润如常。

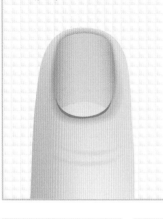

白色指甲

甲板部分或全部变成白色，多见于寒证，提示营养不良或慢性肾病。

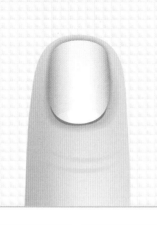

黑色指甲

甲板上出现带状黑色或全甲均变成黑色，提示内分泌功能紊乱、月经不调等。

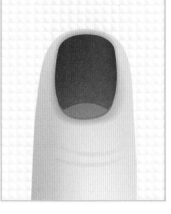

灰色指甲

指甲呈灰色或色素沉着，提示营养不良、黏液性水肿、类风湿性关节炎等。

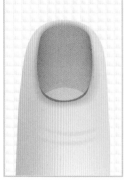

黄色指甲

黄色指甲多为患肝胆疾病后，指甲被胆汁浸染所致，如肝炎、胆囊炎等。

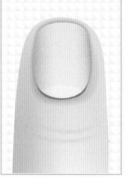

青紫指甲

指甲呈青紫色，多因气血瘀滞所致，提示有急性传染病，如伤寒、乙型脑炎等。

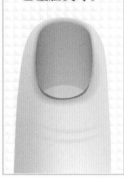

蓝色指甲

指甲呈青蓝色，提示有急性病症，指甲出现蓝色改变，多是血瘀、心肝淤阻，或因肝经受邪所致。

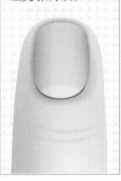

观指甲斑点

爪为筋之余，为肝胆之外候。通过观察指甲上的斑点可以判断一个人的基本健康状况，指甲斑点颜色越深，数量越多，说明健康状况越不好。健康的指甲应是红润光滑的，甲床没有斑纹、瘀点，如果出现斑点，可能是身体健康状况出现了问题。

白斑

指甲有白斑，成人多见于肝功能代谢或受损问题；儿童多见于消化不良、虫积或缺钙。

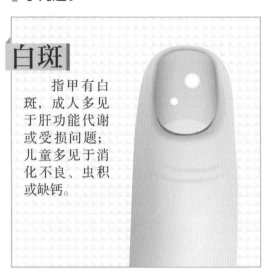

瘀黑斑点

右手指甲有瘀黑斑点，可能左脑有问题；左手指甲有瘀黑斑点，可能右脑有问题。

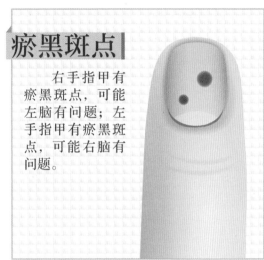

片状红带

十指指甲前端有片状红带出现，可能是胰腺炎的信号。

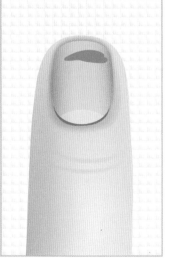

红线

手平放时，在指甲上方出现一条红线，多属阴阳失调，提示易患神经衰弱。

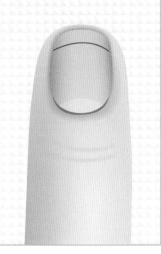

纵黑线

拇指指甲面出现一条不凸起的纵黑线纹，提示可能患有动脉硬化。

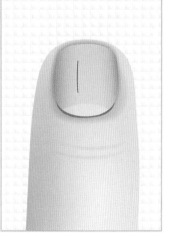

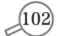

观指甲纹路

指甲纹路可以反映内脏的病变，当指甲表面不光滑，出现了明显的横纹或竖纹时，说明身体健康出现了问题，要引起注意。

指甲纵纹多，提示胃肠功能衰弱

当人逐渐年老时，指甲便会出现纵纹。这种纵纹是人体老化的象征，年龄越大，纵纹就越大越深。指甲的纵纹可分为很多类型，一般是由甲根向前发展，触摸时有隆起感，有时也会有凹沟。一般来说，指甲面呈现很深的纵纹，提示胃肠功能或呼吸功能衰弱。

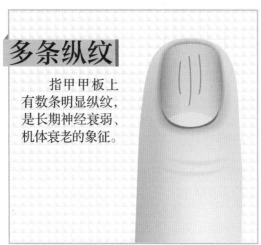

多条纵纹

指甲甲板上有数条明显纵纹，是长期神经衰弱、机体衰老的象征。

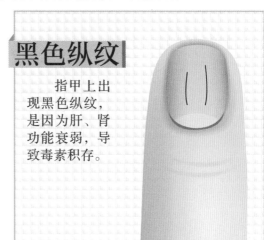

黑色纵纹

指甲上出现黑色纵纹，是因为肝、肾功能衰弱，导致毒素积存。

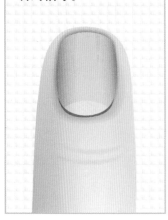

纵纹断裂

当指甲上的纵纹容易断裂时，多为心力衰弱的信号。

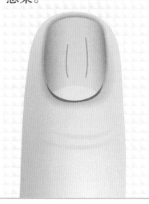

蓝色纵纹

当指甲上出现蓝色纵纹时，说明身体缺氧，可能是肺炎导致的肺部感染。

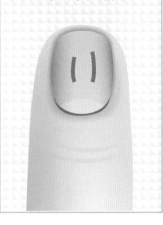

纵纹较宽

指甲纵纹的宽度增至数毫米时，可能是类风湿性关节炎的信号。

指甲出现横纹，提示消化系统有问题

多数情况下，指甲呈现横纹是由于缺少养分导致的，如维生素 A 缺乏症患者和肝病患者，指甲呈现横纹的现象十分多见。另外，指甲横纹的出现通常也提示消化系统有问题，如横纹多而细，多见于慢性消化系统疾病患者。

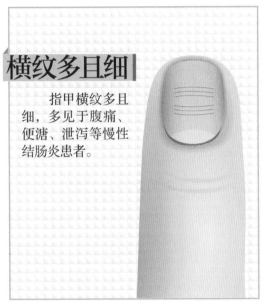

横纹多且细

指甲横纹多且细，多见于腹痛、便溏、泄泻等慢性结肠炎患者。

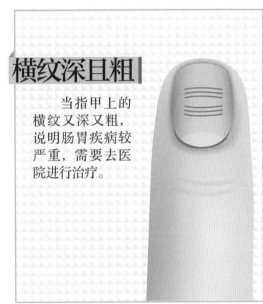

横纹深且粗

当指甲上的横纹又深又粗，说明肠胃疾病较严重，需要去医院进行治疗。

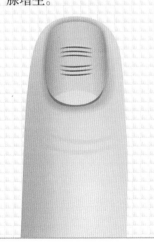

横纹凹陷

指甲表面出现多条凹陷横纹，且凹陷粗深，多见于急性肠胃炎或乳腺增生。

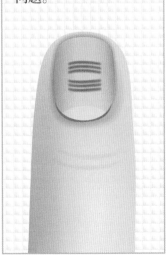

横纹凸起

若指甲横纹有明显的凸起，提示心脏有问题。

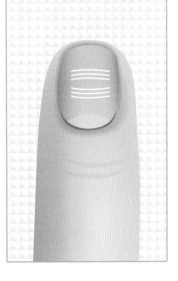

白色横纹

铅、砷中毒患者的指甲表面会出现白色横纹。

半月痕揭示的健康奥秘

认识半月痕

清晰的半月痕是健康的象征，但现实中有许多没有半月痕或者只有模糊半月痕的人照样长寿或者终生很少生病，而许多身体存在较大疾病的人，如糖尿病、高血压、甲状腺功能亢进、血管硬化等患者双手指甲均可见明显的半月痕。所以，观半月痕诊病不能只是看它的有无，还要把指甲甲床色泽及掌指皮纹对照观察，进行综合辨证。

✅ 什么是半月痕

半月痕是出现在甲床基部，也就是指甲下方1/5处呈弦月状的乳白色不透明弧影。指甲是阴阳经络的交界处，甲床有丰富的血管和神经末梢，是观察人体气血循环变化的小窗口。因此，半月痕也叫"健康圈""甲半月""甲弧影"或者"小太阳"。半月痕实质是一小部分未成形的指甲，它并未和甲床紧紧贴在一起。

一般情况下，半月痕的形状都呈上弦月状，但山形、三角形也经常可见，这些并不妨碍健康。

✅ 半月痕的生理特征

半月痕位于指甲的根部，因其尚未发育成熟，所以角质素成分比较稀少，稍显柔软，半月痕和甲床之间的组合很严密。所以，用力按压半月痕时还会有疼痛的感觉。在半月痕的根部上面覆盖着一层柔细表皮，称"甲上皮"，它的主要功能是保护指甲。指甲的半月痕部分十分脆弱，此处受到外力撞压时，指甲很容易变形。

半月痕的明显程度、有或者无，可能是病变造成的，也可能是家族遗传的缘故。指与指之间的半月痕也呈现一定差异，通常拇指的半月痕比较大且明显，小指的半月痕小而模糊。此外，营养状况的好坏也能影响半月痕的发育。

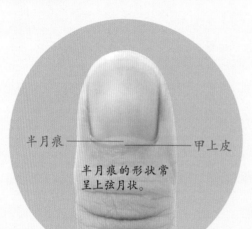

半月痕 ——————— 甲上皮

半月痕的形状常
呈上弦月状。

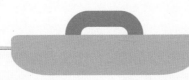

半月痕的望诊意义

中医认为，精是构成人体的基本物质。精来源于先天而生的禀赋和后天通过饮食汲取的营养。中医认为，气不耗归于肝为血，血不耗归于肾为精，精不耗归于骨为髓。半月痕就是观察人体精髓的窗口。半月痕的发育受营养、环境、身体素质等因素的影响。当消化吸收功能欠佳，或是精气不足、营养不良时，半月痕就会模糊、减少。儿童未发育之前是没有半月痕的，而成人夜生活、性生活过多时，半月痕也会消失。

每个指甲都会长出半月痕，生长顺序为拇指、食指、中指、无名指和小指。小指半月痕长得较慢，往往需要半年左右才能长好。但是在长期熬夜、性生活过度的情况下，它会很快消失。正如古医书记载，精足人壮（半月痕足）、精弱人病（半月痕变色）、精少人老（半月痕少）、精尽人亡（半月痕彻底消失）。

半月痕可反映人体的健康状况，尤其是心血管系统的功能状况等。如果指甲上没有半月痕或只有拇指上有半月痕，说明气血不足，要多吃温性的补血食物，如牛肉、羊肉、鸡肉、鳝鱼、虾、大枣等。相反，指甲上出现半月痕的人也不一定完全健康无疾患，具体疾病的诊断还需要借助其他的诊病方法或途径，做到规律作息，注意保养身体。

半月痕的形态

半月痕是在指甲下方 1/5 处出现的一个奶白色的半月形，又称"健康圈"，是阴阳经脉界线，为人体精气的代表。

健康的半月痕

健康状态下，半月痕的数量，双手以有 7~9 个为好；半月痕的面积占指甲的 1/5 为好；半月痕以奶白色为好，越白表示精力越好。

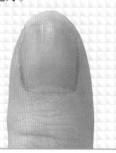

过小

半月痕面积小于指甲的 1/5，表示精力不足，肠胃吸收功能较差。

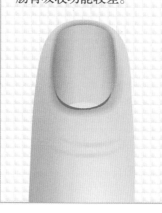

过大

半月痕面积大于指甲的 1/5 时，提示易患高血压、脑卒中等疾病。

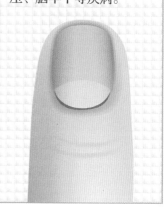

不完整

若半月痕不完整，甲面透明度降低，提示易患神经系统、血液循环障碍等疾病，如神经官能症、自主神经功能紊乱、先天性心脏病等。

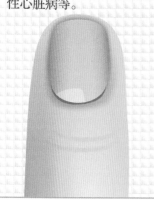

锯齿状

十指指甲半月痕呈小锯齿状，提示易患心律失常。

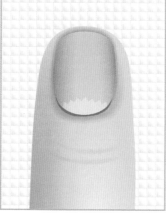

灰白色

十指指甲半月痕呈灰色或浊白，则提示脾胃消化吸收功能可能存在病患，且此人体质下降，容易患贫血、疲乏无力等症。

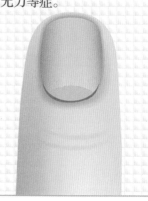

发灰

十指指甲半月痕发灰、发暗，提示可能患有疼痛或高脂血症、动脉硬化等病症。

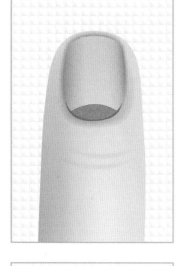

发青

十指指甲半月痕及甲身近甲根 1/3 处甲面都发青色，提示此人近期患有严重腹泻。

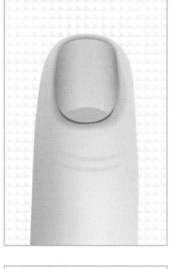

粉红色

半月痕呈粉红色，与甲体颜色分不清，提示容易患糖尿病、甲状腺功能亢进等病症。

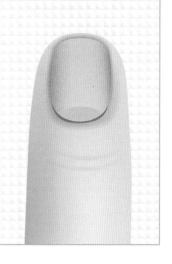

紫色

十指指甲半月痕均为紫色，说明血液循环不畅，供血供氧不足，易头晕、头痛，也易引起心脑血管疾病。

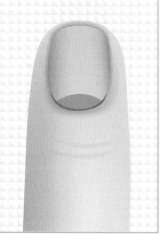

黑色

半月痕呈现黑色，多见于严重的心脏病、肿瘤或长期服药引起药物和重金属中毒。

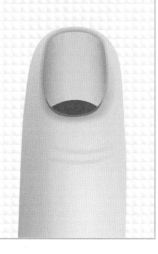

黑红色或紫蓝色

十指指甲半月痕均呈现黑红色或紫蓝色，提示此人患有心脏疾病。

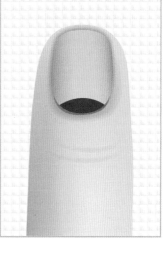

五指半月痕

中医认为，气不耗归于肝为血，血不耗归于肾为精，精不耗归于骨为髓，这就是精髓的由来。精、血、气濡养全身五脏六腑，推动五脏六腑气血的正常运行，半月痕可以显示精气的状况，所以，通过观察半月痕可体察五脏的健康状况。

半月痕与五脏六腑的对应关系

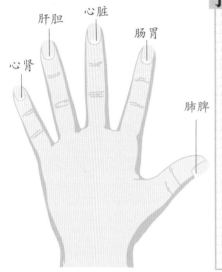

肝胆　心脏　肠胃　心肾　肺脾

拇指粉红

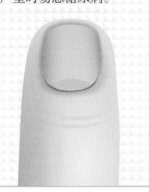

拇指半月痕呈粉红色表示胰腺功能不良，身体容易疲倦，容易感冒，严重时易患糖尿病。

食指粉红

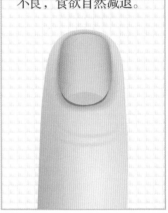

食指半月痕呈粉红色表示胃和大肠的功能不良，食欲自然减退。

中指粉红

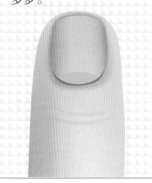

中指半月痕呈粉红色表示精神状况不稳定或过于劳累，易头晕、头痛、思路不清、失眠、多梦。

无名指粉红

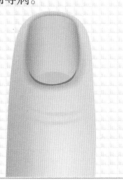

无名指半月痕呈粉红色表示三焦经发生异常，容易体质下降、阴阳失调，女性易患月经不调等病。

小指粉红

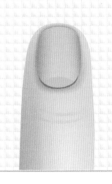

小指很难长出半月痕，当出现半月痕时，多为热证。半月痕呈粉红色时，提示易患心脏病。

第七章

常见病的手诊手疗法

现代社会，人们工作繁忙，生活节奏较快，不规律的作息、不良的饮食习惯、较大的心理压力等影响了身体的健康，很多人的身体处于亚健康状态，有些人还患上了很严重的疾病。如果人们在日常生活中注意观察身体，学会一些自检自疗的方法，有了问题能够及早发现，身体就会保持健康的状态。

本章详细讲解了一些常见病的手诊手疗方法，以及一些中医调理和日常养护方法。读者可以参照本书，结合自身情况自查自检，时刻关注自己的身体状况。

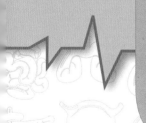

呼吸系统疾病

感冒——感情线的纹理增多

感冒，俗称"伤风"，相当于现代医学中的普通感冒、急性上呼吸道感染，以冬春两季为多见，邪毒由口鼻或皮毛而入，病程较短，一般 3~7 日可痊愈。

手诊小贴士	
脏腑对应区	鼻区发青；肺 2 区暗淡或有青筋 ›
手掌色泽	色赤或色苍白 ›
指甲特征	指甲泛红 ›
掌纹线	感情线纹理增多 ›

感冒的症状表现

临床主要表现为鼻塞、流涕、喷嚏、恶寒、发热、头痛、全身不适等。部分患者病及脾胃，从而表现出胸闷、恶心、呕吐、食欲减退、大便溏稀等症状。

☞ 看手掌色泽变化

流感伴有消化不良症状时，巽位隆起，颜色发红；呕吐剧烈时，震位下陷，颜色苍白，肌肉松弛。

☞ 看指甲特征

感冒时甲体颜色泛红，高热者可导致指甲边缘呈赤红色。

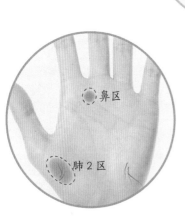

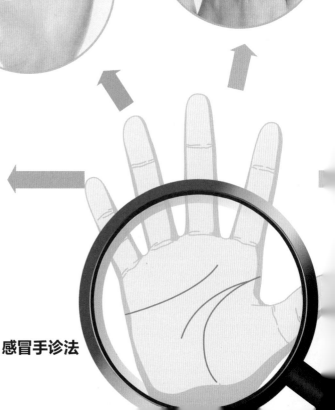

☞ 看脏腑对应区的特征

手掌笼罩一层灰暗色，各处青筋浮现，光泽度差，鼻区发青；肺 2 区暗淡或青筋凸起。

感冒手诊法

面诊法

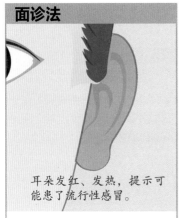

耳朵发红、发热，提示可能患了流行性感冒。

患流感时，患者双眼如含泪状，结膜上有红色血丝出现，双耳色红。若耳的胃穴、腹部穴有赤筋暴露时，则提示流感已明显引起胃、肠道改变，如恶心、腹泻、腹痛、呕吐等。

感冒的日常护理

感冒期间应注意起居饮食，避免受寒，开窗通风，少去公共场所，避免感染。感冒期间应多饮水，饮食宜清淡，多吃易消化的食物；禁食辛辣刺激、油腻肥甘的食物。

感冒手疗法

▷ **手部按摩法**

按压太渊 30~50 次，以身体微微出汗为佳；掐按孔最、合谷、少商、阳溪各 30~50 次，力度适中，其中孔最、合谷对减缓感冒时发生的倦怠无力并伴有发热的症状效果较好；对胃肠症状明显，如有恶心、呕吐、食欲不振者，按压商阳 10~20 次，可缓解症状。

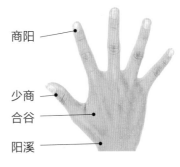

商阳
少商
合谷
阳溪

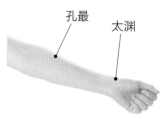

孔最 太渊

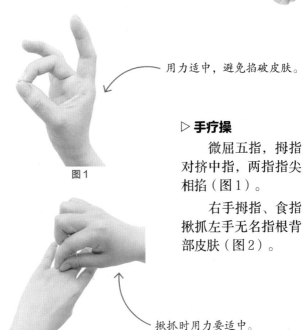

用力适中，避免掐破皮肤。

图1

▷ **手疗操**

微屈五指，拇指对挤中指，两指指尖相掐（图1）。

右手拇指、食指揪抓左手无名指根背部皮肤（图2）。

揪抓时用力要适中。

图2

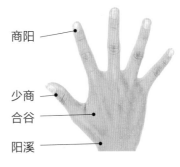

感情线

兑位
乾位

☞ **看掌纹线变化**

感情线的纹理明显增多，并在乾位、兑位有杂乱的纹理出现，提示感冒伴有肺炎或支气管炎。

慢性支气管炎——支气管区出现"井"字纹

慢性支气管炎是气管、支气管黏膜及周围组织的慢性非特异性炎症。缓慢起病，因病程长，反复发作而病情加重。每年发病持续3个月左右，并连续2年或2年以上。

手诊小贴士	
脏腑对应区	支气管区出现"井"字纹〉
手掌色泽	小鱼际枯白，无名指两侧青暗无光〉
指甲特征	指甲色暗，甲面出现纵沟〉
掌纹线	感情线紊乱，出现羽毛状细纹〉

慢性支气管炎的症状表现

常见症状为长期反复地发作咳嗽、咯痰或伴有喘息，痰液一般呈白色黏液泡沫状。早期症状轻微，多在冬季发作，春暖后缓解；晚期炎症加重，症状长期存在，不分季节。

☞ **看指甲特征**

如果指甲色暗，甲面上出现纵沟，提示气管有炎症侵入。

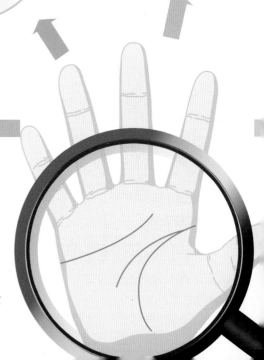

☞ **看手掌色泽变化**

小鱼际处皮肤粗糙，颜色枯白凹下，有青筋且不发达，提示呼吸系统衰弱。无名指两侧青暗无光，反复发作的患者可见暗色斑点。

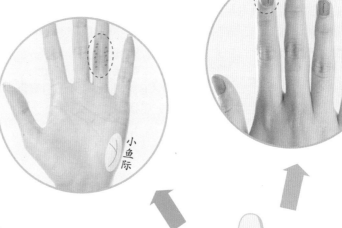

小鱼际

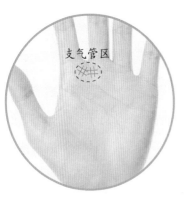

支气管区

☞ **看脏腑对应区的特征**

支气管区出现"井"字纹，提示支气管炎已转为慢性。

慢性支气管炎手诊法

面诊法

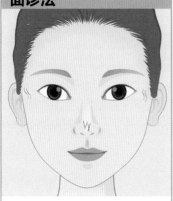

　　鼻尖、双颧处均有红血丝，或耳部肺区毛细血管扩张。虹膜的一部分及整个球结膜被脂肪物覆盖，色黄，均提示支气管有问题。

慢性支气管炎的日常护理

　　慢性支气管炎患者应注意预防感冒，加强锻炼，注意饮食，戒烟戒酒。饮食宜清淡，多吃易消化的食物，并且要补充一定的蛋白质，如鸡蛋、瘦肉、牛奶等；忌食生冷、肥甘厚腻及辛辣的食物。

慢性支气管炎手疗法

▷ 手部按摩法

　　按摩太渊、鱼际、合谷、孔最等穴，每天点按50~100次，每天2次，1个月为1个疗程。症状缓解后患者应坚持每天按摩1次，并根据自己的身体状况适当做一些锻炼。

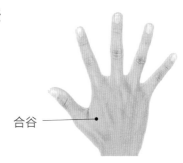

合谷

孔最

太渊　鱼际

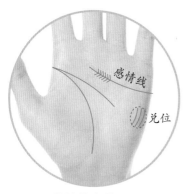

感情线

兑位

☞ 看掌纹线变化

　　感情线紊乱，出现羽毛状细纹，小鱼际兑位可见纵纹，提示呼吸系统功能低下，不能抵御外邪，易患感冒。

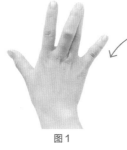

由上向下用力按压。

图1

▷ 手疗操

　　平伸手掌，掌心向外，把中指内搭于无名指背，由上向下用力按压（图1）。

　　拇指内收掌心，置于中指及无名指指缝间，然后用力收，其他四指收缩，内压拇指（图2）。

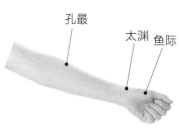

收缩四指时可相对用力。

图2

肺结核——三大主线紊乱

肺结核是由于肺部感染了结核分枝杆菌而引起的慢性传染病。其传播途径主要由口、鼻经呼吸道侵入，所以多以肺部直接感染为常见。当机体免疫力低下或者侵入的细菌过多，毒性较强时，则可形成肺结核病灶，从而引发肺结核。

手诊小贴士	
脏腑对应区	肺1区为灰色；肺2区暗淡有青斑 ﹥
手掌色泽	整体色泽晦暗 ﹥
指甲特征	甲面中央高凸，或有纵沟 ﹥
掌纹线	三大主线紊乱 ﹥

肺结核的症状表现

肺结核起病缓慢，病程较长，有低热、乏力、食欲不振、咳嗽和少量咯血。但多数患者病兆轻微，常无明显症状。

☞ 看手掌色泽变化

手部整体色泽晦暗，或有灰色与白色斑点相间分布。

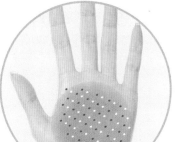

☞ 看指甲特征

如果指甲甲面中央高凸，或有纵沟，提示可能患有肺结核。

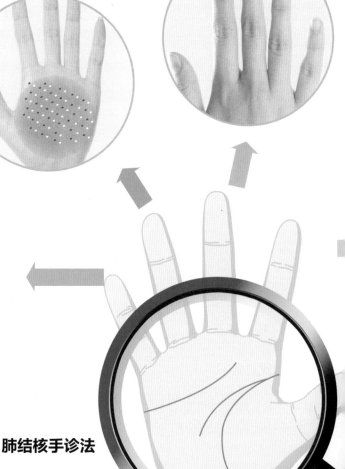

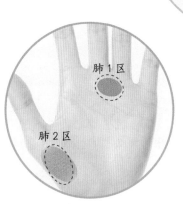

☞ 看脏腑对应区的特征

感染初期局部颜色绯红，随病情加重逐渐变暗变淡，至病灶愈合，肺1区大面积表现为灰色；肺2区光泽暗淡，有固定的青色斑点。

肺结核手诊法

肺1区

肺2区

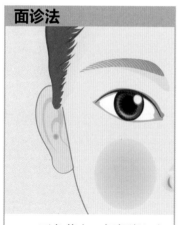

面色苍白，颊部潮红如胭脂。在耳部结核点常可见点状充血或粟米粒样大小的小结节，均提示患有肺结核。

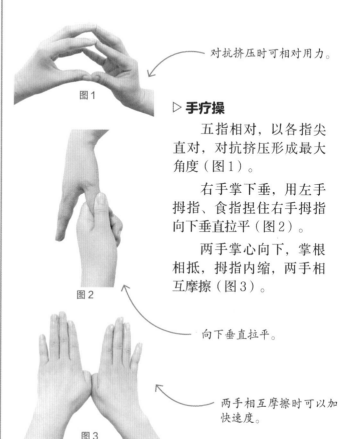

☞ **看掌纹线变化**

感情线、智慧线、生命线紊乱，三大主线中间有干扰线切过。

肺结核的日常护理

肺结核是一种慢性病，合理的饮食习惯以及日常调养对患者的身体恢复很有帮助。肺结核是消耗性疾病，建议患者选择高蛋白、高维生素、低脂肪的饮食，做到荤素合理搭配。

肺结核手疗法

▷ **手部按摩法**

取少商和太渊，用拇指和食指固定少商，然后用拇指掐少商15次，用拇指指腹按揉太渊15次。

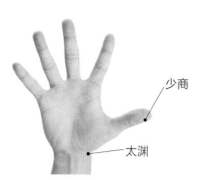

少商

太渊

图1

对抗挤压时可相对用力。

▷ **手疗操**

五指相对，以各指尖直对，对抗挤压形成最大角度（图1）。

右手掌下垂，用左手拇指、食指捏住右手拇指向下垂直拉平（图2）。

两手掌心向下，掌根相抵，拇指内缩，两手相互摩擦（图3）。

图2

向下垂直拉平。

两手相互摩擦时可以加快速度。

图3

哮喘——无名指下有"丰"字纹

哮喘，即支气管哮喘，是一种慢性气道疾病，以气道出现慢性炎症反应为主要特征。该病好发于有哮喘家族史、有并发症（如过敏性鼻炎、过敏性结膜炎、湿疹、呼吸道疾病及胃食管反流病）、肥胖、吸烟等人群。

▼ 哮喘的症状表现

临床表现为反复发作的喘息、气急、胸闷或咳嗽等症状，常在夜间及凌晨发作或加重，多数患者可自行缓解或经治疗缓解。

中医诊断法	特征表现	病理提示
看掌纹	感情线、智慧线变浅，有过敏线或土星线出现。平时会出现干咳和流涕	提示可能患有哮喘
	感情线尾端纹线深重杂乱、色暗，无名指下有"丰"字纹。病情加重会出现呼吸困难、胸闷等症状	
看脏腑对应区	肺区、支气管区、肾区隐现暗斑	提示气道出现了可逆性的阻塞症状

▼ 哮喘手诊法

出现过敏线或土星线

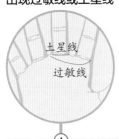

土星线
过敏线

①
感情线、智慧线变浅，有过敏线或土星线出现。

无名指下有"丰"字纹

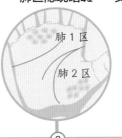

丰
感情线

②
感情线尾端纹线深重杂乱、色暗，无名指下有"丰"字纹。

肺区隐现暗斑

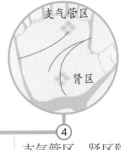

肺1区
肺2区

③
肺1区、肺2区隐现暗斑，提示气道可能出现了可逆性的阻塞症状。

支气管区、肾区隐现暗斑

支气管区
肾区

④
支气管区、肾区隐现暗斑，提示气道可能出现了可逆性的阻塞症状。

▼ 哮喘手疗法

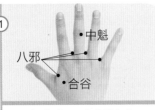

① 中魁
八邪
合谷

按摩合谷、中魁等穴

取合谷、八邪、中魁等穴，点按或拿捏上述穴位各50~100次，各穴位可反复交替进行，每天按摩2次，早晚各1次，1个月为1个疗程。

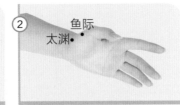

② 鱼际
太渊

按摩太渊、鱼际

取太渊、鱼际，点按或拿捏上述穴位各50~100次，各穴位可反复交替进行，每天按摩2次，早晚各1次，1个月为1个疗程。

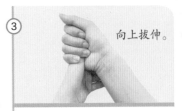

③ 向上拔伸

手疗操

左手五指套住右手拇指根部，呈离心方向用力且缓慢地进行拔伸。换右手，右手五指套住左手拇指根部，呈离心方向用力且缓慢地进行拔伸。

咽炎——干扰线出现"米"字纹

咽炎在中医中称为"喉痹"，是指咽部黏膜和淋巴组织的炎性病变。根据发病时间和症状的不同，分为急性咽炎和慢性咽炎两种。急性咽炎常由病毒、细菌引起，冬季、春季较为多见，慢性咽炎是由急性咽炎反复发作导致的。

▼咽炎的症状表现

临床表现为咽部不适，有异物感，咽部分泌物不易咳出，咽部有痒感、烧灼感、干燥感或刺激感，有的还有微痛感。

中医诊断法	特征表现	病理提示
看掌纹	离位有一条与感情线平行的干扰线，颜色多偏红	提示可能患有咽炎
	离位的干扰线上有"米"字纹、"十"字纹或"井"字纹	
看脏腑对应区	咽喉区有凸起的黄色斑点	提示可能患有慢性咽炎
	咽喉区发白微红，浮现斑点	提示可能患有急性咽炎
	咽喉区有"井"字纹、凸起的黄色斑点或青暗色斑点	提示可能患有慢性咽炎
其他诊断	耳垂有黑色斑点出现	

▼咽炎手诊法

出现干扰线	干扰线上有"米"字纹	咽喉区出现青暗斑点	耳部表现

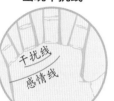
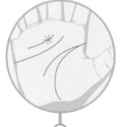
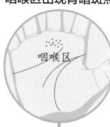
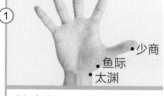

① 离位出现一条与感情线平行的干扰线，颜色多偏红。

② 离位的干扰线上有"米"字纹、"十"字纹或"井"字纹出现。

③ 咽喉区出现凸起的黄色斑点或青暗散浮斑点。

④ 耳垂有黑色斑点出现。

▼咽炎手疗法

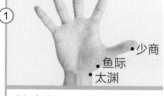

按摩鱼际、少商等穴

取鱼际、少商、太渊等穴，点按或拿捏上述穴位各50~100次，重点在少商。各穴位可反复交替进行，每日2次，早晚各1次，1个月为1个疗程。

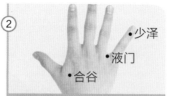

按摩合谷、少泽等穴

取液门、合谷、少泽等穴，点按或拿捏上述穴位各50~100次，重点在少泽。各穴位可反复交替进行，每日2次，早晚各1次，1个月为1个疗程。

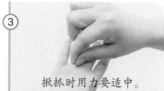

揪抓时用力要适中。

手疗操

用右手拇指、食指揪抓左手无名指根背部皮肤。两手交替进行。

消化系统疾病

肠炎——生命线内侧有副线

肠炎，中医称为"泄泻"，是由细菌及病毒等微生物感染所引起的疾病，是常见病、多发病，按照病程的长短，可分为急性肠炎和慢性肠炎两种。急性肠炎多由饮食不当、腹部受凉，或吃变质有毒食物引起；慢性肠炎多因肠道慢性感染或炎性疾病所致。

肠炎的症状表现

急性肠炎主要症状为恶心、呕吐、腹泻；慢性肠炎主要症状为长期反复腹痛、腹泻以及消化不良。一般全身的症状轻微，早期或轻病例可无任何体征，严重的患者有发热、脱水、酸中毒、休克等症状。

☞ 看指甲纹线

若十指指甲甲面有紫色纵线，可能是大肠恶变的信号，其中纹线的色泽深浅与疾病的轻重有关。

☞ 看指甲颜色

若十指指甲前端甲缘下呈红色，提示可能患有急性肠炎。

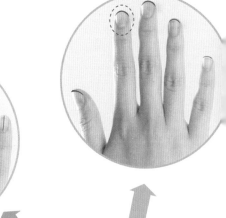

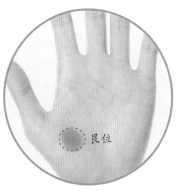

艮位

☞ 看八卦星丘变化

若艮位处青黑色，提示最近几天会腹泻。

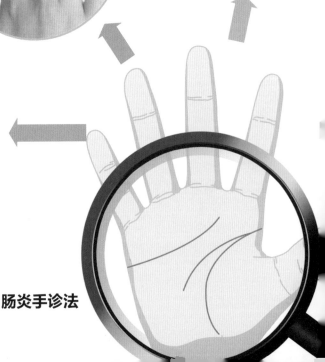

肠炎手诊法

面诊法

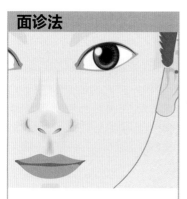

鼻孔一周发红，鼻尖发青，提示可能患肠炎；耳部大肠区、小肠区有点状或片状充血，红润，且有光泽和脂溢，是急性腹泻的信号。

肠炎的日常护理

肠炎患者要避免受凉，控制情绪，调整饮食，同时要禁烟限酒，保护肠胃不受刺激。饮食应规律，多吃易消化的食物；避免吃容易胀气和刺激性的食物；粗纤维难消化的食物和辛辣食物也不宜吃。

肠炎手疗法

▷ 手部按摩法

用单指或大小鱼际快速摩擦肝胆穴区 20 次；用拇指螺纹面按揉肾穴、胃肠点、关冲各 15 次。

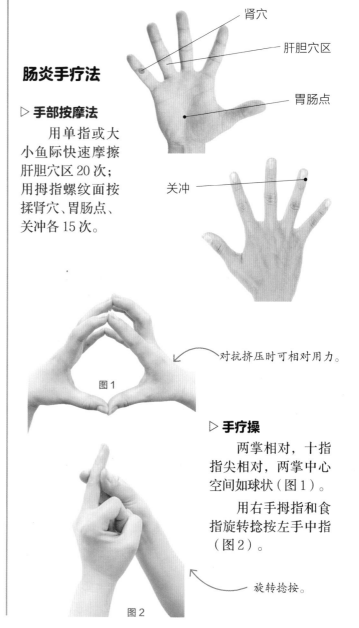

肾穴

肝胆穴区

胃肠点

关冲

对抗挤压时可相对用力。

图1

▷ 手疗操

两掌相对，十指指尖相对，两掌中心空间如球状（图1）。

用右手拇指和食指旋转捻按左手中指（图2）。

旋转捻按。

图2

☞ 看掌纹线变化

生命线靠拇指内侧有细长岛纹副线，提示可能是慢性肠炎引起的腹泻。

生命线

慢性胃炎——生命线呈链条状，健康线中断

慢性胃炎是指不同病因引起的各种慢性胃黏膜炎性病变，是一种常见病，其发病率在各种胃病中较高。导致慢性胃炎的主要原因有长期服用对胃黏膜有刺激的药物、过度饮酒、长期吸烟、饮食无规律、吃过冷或过热的食物等。

手诊小贴士	
脏腑对应区	胃1区有黑斑；肝区青暗；肾区暗淡 ›
手掌色泽	明堂发暗，艮位有椭圆形发暗色块 ›
指甲特征	指甲脆弱易裂，出现暗淡白斑 ›
掌纹线	生命线呈链条状，健康线中断 ›

慢性胃炎的症状表现

慢性胃炎可表现为中上腹不适、饱胀、钝痛、烧灼痛等，也可有食欲不振、嗳气、泛酸、恶心等消化不良症状。

☞ 指甲特征

指甲上可出现暗淡白斑。慢性胃炎患者手指指甲一般脆弱易裂，没有光泽。

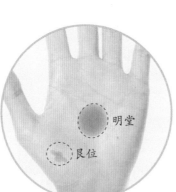

☞ 看手掌色泽变化

明堂发暗，艮位纹理散乱，皮肤粗糙，艮位有椭圆形的色块，颜色发暗。

明堂

艮位

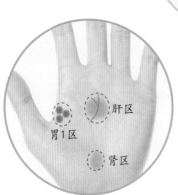

肝区

胃1区

肾区

☞ 看脏腑对应区的特征

胃1区有固定局限性黑色斑块，按压可产生胀痛；肝区青暗不润，有的凹陷无肉，青筋浮起；肾区暗淡无光。

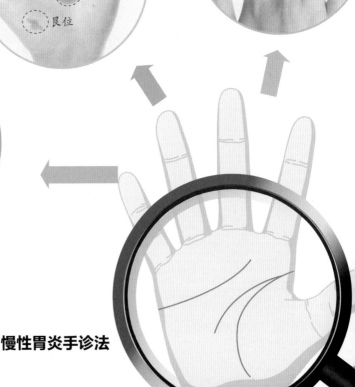

慢性胃炎手诊法

面诊法

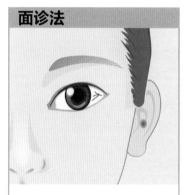

双眼有毛细血管向虹膜走行，舌面有数朵红色斑块，耳部胃区可见点片状光泽红晕，这些都是慢性胃炎的信号。

慢性胃炎的日常护理

慢性胃炎患者应加强锻炼，注意饮食卫生，避免胃部受到刺激。饮食上宜食清淡食物；少食肥甘厚腻、辛辣刺激食物；少饮酒，少喝浓茶；少食过冷、过热的食物。

慢性胃炎手疗法

▷ 手部按摩法

取曲池、手三里、合谷、三间、二间、中魁等穴。按压曲池、手三里两穴各50次，力度以酸痛为宜，其中手三里可缓解因胃炎所带来的不适症状；掐按合谷、中魁、二间、三间等穴各30~50次，力度以酸痛为宜。

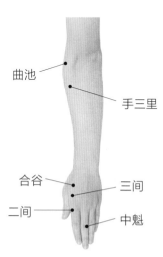

曲池

手三里

合谷

三间

二间

中魁

▷ 手疗操

左手五指套住右手拇指根部，呈离心方向缓慢地用力拔伸（图1）。

两手拇指相抵，右手食指勾住左手中指，右手中指勾住左手无名指，右手小指压住左手小指（图2）。

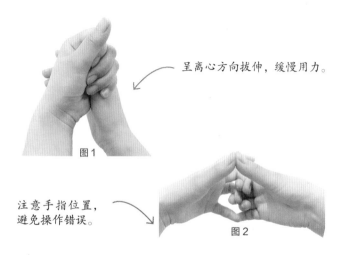

呈离心方向拔伸，缓慢用力。

图1

注意手指位置，避免操作错误。

图2

☞ 看掌纹线变化

生命线呈链条状，出现健康线且健康线中断不连续。

生命线

健康线

胃下垂——事业线上出现岛形纹

胃下垂是指站立时，胃的下缘达到盆腔，胃小弯弧线最低点降至髂嵴连线以下。为长期饮食失节或劳倦过度，致使中气下降、胃气升降失常所致。

▼ 胃下垂的症状表现

轻度胃下垂患者多无症状，胃下垂明显者常出现胃肠动力差、消化不良的症状，饭后明显，伴有恶心、嗳气、厌食、便秘等，有时腹部有深部隐痛感，常于餐后、站立及劳累后加重。

中医诊断法	特征表现	病理提示
看掌纹	感情线在无名指或中指下出现口朝上的弯弓形	提示可能患有胃下垂
	事业线上出现如羽毛球拍样长竖岛形纹	
看指甲	中指指甲增大且厚，无光泽，甲根增宽，或者指甲上有乌黑色纵线纹，甲根皮肤变皱	提示胃下垂病症较为严重
其他诊断	鼻梁上出现椭圆状黄褐斑	提示可能患有胃下垂
	中青年女性颧骨处及眼周生有数朵散在的黑斑点	

▼ 胃下垂手诊法

感情线呈弓形

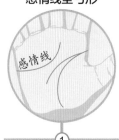

事业线出现岛形纹

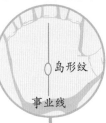

指甲有黑色纵线

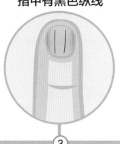

鼻部表现

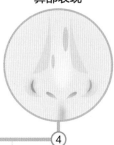

① 感情线在无名指或中指下出现口朝上的弯弓形。

② 事业线上出现如羽毛球拍样长竖岛形纹。

③ 中指指甲上有乌黑色纵线纹，甲根皮肤变皱。

④ 鼻梁上出现椭圆状黄褐斑。

▼ 胃下垂手疗法

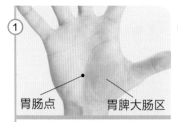

胃肠点　　胃脾大肠区

按摩胃肠点及胃脾大肠区

用拇指点按胃肠点20次；用拇指揉捏胃脾大肠区20次。

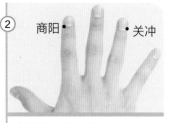

商阳　　　　关冲

按摩关冲、商阳

用拇指按压关冲、商阳各20次。

③ 可先顺时针旋转，再逆时针旋转。

手疗操

右手掌心向外伸掌，左手横握固定右手腕部，保持不动，右手掌顺时针、逆时针旋转各10次。

胃及十二指肠溃疡——生命线中央有小岛形纹

胃及十二指肠溃疡，也称"消化性溃疡"，是由于胃和十二指肠局部黏膜的保护功能减退，不能抵抗酸性胃液的消化作用而引起的疾病。情绪波动、不健康的生活习惯、药物的副作用是诱发此病的因素。

▽ 胃及十二指肠溃疡的症状表现

临床特点为慢性过程、周期性发作和症状的节律性，主要症状表现为上腹部疼痛、恶心、呕吐、反酸、流涎及腹胀、便秘等。

中医诊断法	特征表现	病理提示
看掌纹	感情线走行食指和中指的指缝，智慧线突然如书法折锋下行	提示长期消化功能差
	手掌震位出现"井"字纹，生命线中央出现几个相连的小岛形纹	提示十二指肠溃疡信号
看指甲	双手指甲半月痕过大，且半月痕前端边沿呈锯齿状	应注意胃部有恶变
其他诊断	眼下部睑结膜、球结膜血管呈网状增生	提示胃及十二指肠病变

▽胃及十二指肠溃疡手诊法

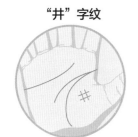
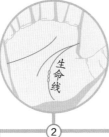
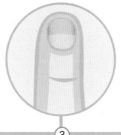
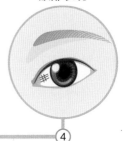

"井"字纹 / 生命线有小岛形纹 / 指甲半月痕过大 / 眼部表现

① 手掌震位出现"井"字纹。

② 生命线中央出现几个相连的小岛形纹。

③ 十指指甲半月痕过大，且半月痕前端边缘呈锯齿状。

④ 眼下部睑结膜、球结膜血管呈网状增生。

▽胃及十二指肠溃疡手疗法

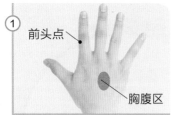
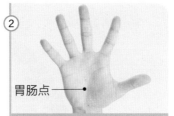
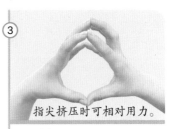

① 前头点 / 胸腹区

按摩胸腹区、前头点

胸腹区用单指或大小鱼际快速摩擦20次；前头点用拇指指端掐20次。

② 胃肠点

按摩胃肠点

胃肠点用拇指指端掐20次。

③ 指尖挤压时可相对用力。

手疗操

两掌相对，十指指尖用力相抵，两掌中心空间如球状。

便秘——手掌部有静脉凸起

便秘不是一种具体的疾病，而是疾病的表现症状，是指大肠传导失常，导致大便秘结，排便周期延长，粪质干结导致排出困难的病症。便秘的病因有很多，主要与饮食不当、久坐不动、进食太少、水分缺乏、过食辛辣厚味等因素有关。

便秘的症状表现

便秘的一般表现是大便次数减少，经常3~5日或6~7日，甚至更久才能排便1次，或者虽然次数未减，但是粪质干燥坚硬，排出困难，常兼见腹胀、腹痛、头晕、口臭、痔疮等症。

☞ 看手掌色泽变化

小鱼际颜色发青，掌根肾区位置低陷，青筋隐隐，则为阳气虚衰，寒自内生，运化无力之冷秘。手掌部有静脉凸起，是肠内有粪便停滞的表现。

☞ 看指甲特征

甲色苍白无华或黄暗，拇指指甲上有深深的高低不平的竖棱，有的为黑黄色，则提示患有便秘。

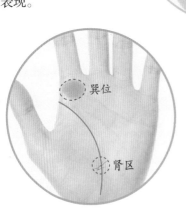

☞ 看脏腑对应区的特征

巽位色泽青暗，伴有隆起，肾区位置低陷，青筋隐隐，胃区亦晦暗不泽，提示为情志失和，肝脾郁结之气秘。

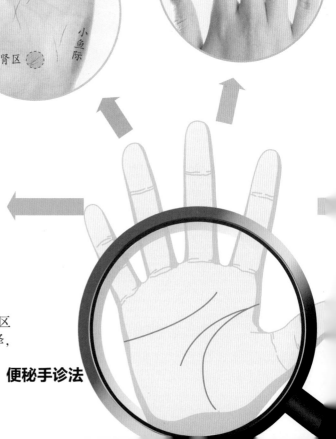

便秘手诊法

面诊法

目内眦有波纹状伸向角膜的深色血管，提示便秘；太阳穴上方有明显的静脉血管形似蚯蚓团状，多为长期便秘所致。

便秘的日常护理

调理便秘要以润肠清热为主，不仅要注意饮食，生活习惯上也要注意调整。饮食上多食高纤维的水果蔬菜，能促进肠蠕动；多食富含果胶的食物，如香蕉、火龙果等，可润肠通便。

便秘手疗法

▷ 手部按摩法

取商阳、合谷进行按摩。手法按摩上可以取各穴掐、拿、揉、按 5~10 次的方法。长期坚持按摩可缓解便秘。

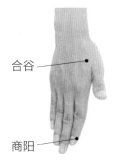

合谷

商阳

▷ 手疗操

手心向下，食指用力向下压，其他手指位置不动。食指用力向上抬起，其他手指位置不动（图1）。

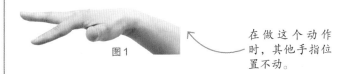

图1

在做这个动作时，其他手指位置不动。

以一手的拇指和食指呈螺旋状捻按另一手的无名指，从根部移动到顶端（图2）。

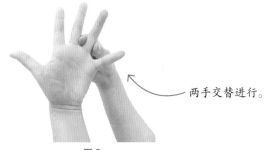

两手交替进行。

图2

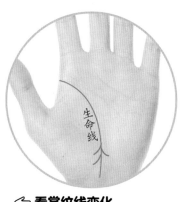

生命线

☞ 看掌纹线变化

生命线上出现许多支线，提示可能有便秘。

胆结石——巽位纹理紊乱

胆结石是胆管内形成的凝结物，是临床较为常见的消化系统疾病之一。如果结石进入胆总管后可能会引发黄疸、胆管炎和胰腺炎等并发症。胆结石是由胆汁中的胆固醇逐渐钙化引起的。

手诊小贴士	
脏腑对应区	胆1区有"米"字纹 >
手掌色泽	巽位出现红白斑点 >
指甲特征	无名指指甲出现褐色纵线 >
掌纹线	巽位纹理紊乱 >

胆结石的症状表现

胆结石为一种急性炎症，发作时会有腹痛的症状。其中腹痛、黄疸、发热是主症，很少发生典型的剧烈绞痛。

☞ 看指甲特征

无名指指甲出现褐色的纵线，提示应积极防治胆结石。

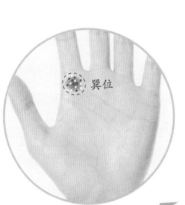

☞ 看手掌色泽变化

胆1区呈深红色，边缘暗黄色，巽位出现红白斑点，这些情况提示胆结石病情加重。

巽位

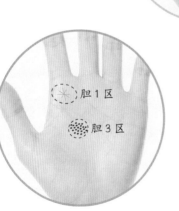

胆1区

胆3区

☞ 看脏腑对应区的特征

胆1区如果出现"米"字纹，或胆3区出现集中的暗黑色小斑点，提示可能患有胆结石。

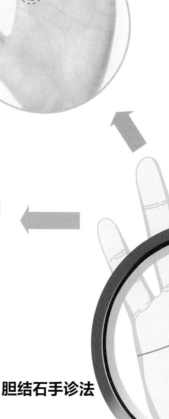

胆结石手诊法

面诊法

耳部胰胆穴区出现粟米粒大小的结节，是胆结石的信号。

☞ **看掌纹线变化**

巽位纹理紊乱呈网状，有"十"字纹、"井"字纹或"田"字纹，提示除患胆结石外，还有严重的失眠。

胆结石的日常护理

胆结石患者要积极参加体育活动，增强内脏功能，防止胆汁淤滞而形成结石。饮食结构上不要太单一，要荤素菜搭配、粗细粮混吃，要定时进餐，多吃新鲜的蔬菜和水果。

胆结石手疗法

▷ 手部按摩法

用单指或大小鱼际快速摩擦肝胆穴 20 次；用拇指指端点按肾穴、神门、肝胆穴区各 20 次。

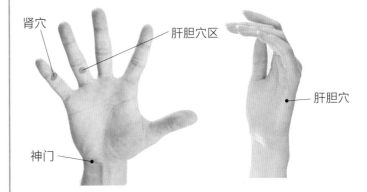

▷ 手疗操

右手五指套住左手食指根部，呈离心方向用力缓慢拔伸（图 1）。

一手拇指及食指均匀捻按另一手的食指掌根部和食指指尖部（图 2）。

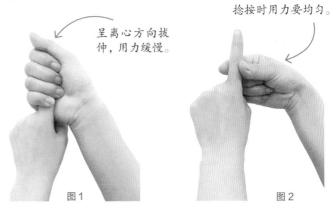

呈离心方向拔伸，用力缓慢。

捻按时用力要均匀。

图1　　　　　　　　图2

痔疮——生命线上有岛形纹

痔疮是直肠末端黏膜下和肛管皮肤下的静脉丛发生扩张和曲张所形成的柔软静脉团，成年人多见。根据痔疮发生的部位不同，可分为内痔、外痔和混合痔。除了部位不同外，痔疮的发生原因和治法均相同。

▼ 痔疮的症状表现

外痔一般无明显症状，只有长期站立或行走后才有异物感或发胀感。内痔一般不引起任何不适感，主要症状为出血，疾病早期大便后有少量出血。

中医诊断法	特征表现	病理提示
看掌纹	生命线内侧有向下的羽毛状分支	提示痔疮信号
	生命线上有细长的岛形纹	
看手指	除拇指外，其余四指根部呈淡黑色，左手指根部呈淡黑色是肛门左侧有痔疮，右手指根部呈淡黑色是肛门右侧有痔疮	
其他诊断	双目白睛处下方有可见的毛细血管向瞳孔方向延伸	

▼ 痔疮手诊法

羽毛状分支

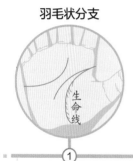

岛形纹

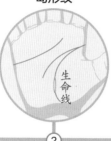

手指根部呈淡黑色

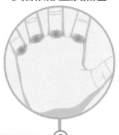

眼部表现

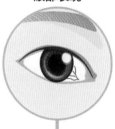

① 生命线内侧有向下的羽毛状分支。

② 生命线上有细长的岛形纹。

③ 除拇指外，其余四指根部均呈淡黑色。

④ 双目白睛处下方有可见的毛细血管向瞳孔方向延伸。

▼ 痔疮手疗法

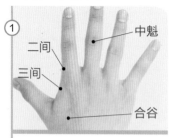

按摩合谷、二间等穴

用拇指指端点按合谷、二间、三间、中魁等穴各50~100次，力度稍重，以产生酸痛感为宜。

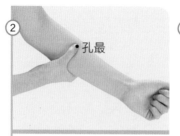

按摩孔最

用拇指指端点按孔最50~100次，力度稍重，以产生酸痛感为宜。

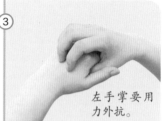

手疗操

右手掌握左手，右手四指尖端点按左手背部皮肤，同时左手掌竭力外抗。

心血管疾病

冠心病——明堂处出现"△"形纹

冠心病是指冠状动脉硬化导致心肌缺血、缺氧而引起的心脏病，是冠状动脉硬化导致器官病变的常见类型。

冠心病的症状表现

冠心病一般有心绞痛型、心肌梗死型和无症状性心肌缺血型3种类型。心绞痛型表现为胸骨后的压榨感、闷胀感，伴随明显的焦虑；心肌梗死型在发作前1周会出现静息和轻微体力活动时发作的心绞痛，伴有明显的不适和疲惫；无症状性心肌缺血型一般临床症状不明显。

中医诊断法	特征表现	病理提示
看掌纹	明堂处出现"△"形纹	提示患有冠心病，且正向严重的方向发展
	生命线尾端出现"△"形纹	提示心肌缺血，要预防隐性冠心病
其他诊断	耳垂部耳褶征明显	提示心肌梗死
	两眉之间距离大	提示心脏杂音症
	外眦角呈钩状增生	提示心血管疾病

冠心病手诊法

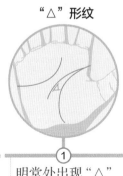
"△"形纹

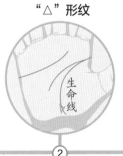
"△"形纹

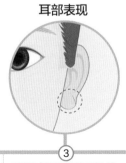
耳部表现

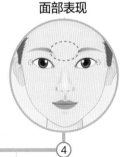
面部表现

①明堂处出现"△"形纹。

②生命线尾端出现"△"形纹。

③耳垂部耳褶征明显。

④两眉之间距离大，或外眦角呈钩状增生。

冠心病手疗法

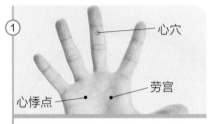

按摩心悸点、劳宫、心穴

用拇指指端掐心悸点15次；用拇指螺纹面按揉劳宫20次；用拇指指端点按心穴15次。

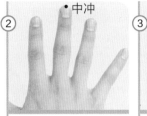

按摩中冲

用拇指指端掐中冲20次。

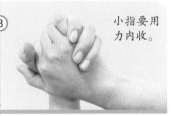

手疗操

右手手掌握住左手手掌，压住左手内收其小指，左手三指搭按在右手手背上。

高血压——手掌紫红色，感情线被切

高血压是指在未使用降压药物的情况下，有3次诊室血压值均高于正常，即诊室收缩压（俗称"高压"）≥140毫米汞柱和（或）舒张压（俗称"低压"）≥90毫米汞柱，而且这3次血压测量不在同一天内。

手诊小贴士	
反射区	心区发红、肝区有红线条、肾区淡白 ▶
手掌色泽	手掌呈紫红色 ▶
半月痕	半月痕过大，超过全甲2/5 ▶
掌纹线	感情线被切，生命线平直 ▶

高血压的症状表现

除了血压升高之外，还伴有颈后或头部胀痛、头晕眼花、心慌、胸闷、四肢发麻，或头重脚轻如坐舟中等症状。高血压容易引发动脉硬化、脑卒中等并发症。

☞ 看手掌色泽变化

全手掌呈紫红色，提示高血压，并要提防脑出血的发生。双手掌肤色干枯，感情线比其他主线色红，提示高血压。

☞ 看半月痕变化

十指指甲半月痕过大，超过全甲2/5，提示有家族性高血压疾病史。

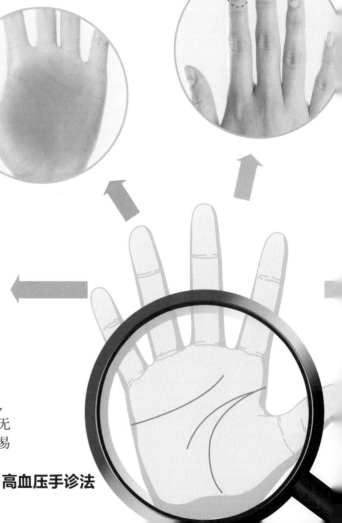

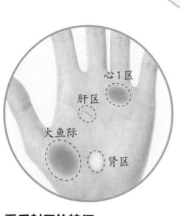

☞ 看反射区的特征

心1区及大鱼际部位颜色鲜红，肝区有暗红色线条出现，肾区淡白无华。这些特征提示人的情绪急躁、易怒，容易出现心悸、头晕的症状。

高血压手诊法

面诊法

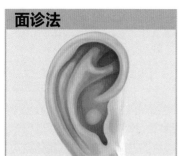

耳部心区呈圆点状白色改变，提示原发性高血压；耳垂部圆厚肥大，出现褶皱，提示患高血压。

看掌纹线变化

患高血压时感情线和生命线变化较大，仔细观察这两条线的变化可以判断病情。感情线紊乱，纹路深刻，明显易见；生命线走向平直。

高血压的日常护理

对于高血压的防治，从日常生活中就要注意。平时要做到低盐饮食，控制自己的体重，不要过于肥胖，戒烟戒酒，注意劳逸结合，避免情绪激动，头部不可突然或大力运动。

高血压手疗法

▷ 手部按摩法

取劳宫、太渊、大陵、神门等穴进行点揉或按揉，每个穴位按摩50~100次，力度适中。每日按摩1~2次，3个月为1个疗程。

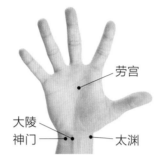

取关冲、少冲、合谷等穴进行点揉或按揉，每个穴位按摩50~100次，力度适中。每日按摩1~2次，3个月为1个疗程。

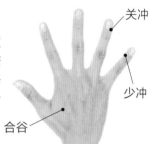

刺激时一定要均匀，避免用力过大。

▷ 手疗操

用一支圆珠笔对手掌进行均匀刺激（图1）。

用木棒由上至下对四指横屈纹均匀点状用力刺激（图2）。

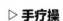

图1

横屈纹点状用力刺激。

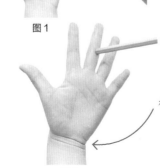

图2

内分泌及神经系统疾病

糖尿病——十指指甲呈凹勺状

糖尿病是一种胰腺功能减退，胰岛素分泌不足或者人体无法有效利用胰岛素而引发的糖、蛋白质、脂肪、水和电解质等一系列代谢紊乱综合征。糖尿病可能与先天遗传、生活方式紊乱、微生物感染、心情不畅、肥胖、年龄等因素有关。

手诊小贴士	
脏腑对应区	肺2区鲜红，胃1区潮红，肾区苍白 ﹥
八卦星丘	震位有红色斑点 ﹥
指甲特征	十指指甲呈凹勺状 ﹥
掌纹线	生命线上有障碍线 ﹥

糖尿病的症状表现

糖尿病典型的临床症状为"三多一少"，即多饮、多食、多尿、体重减轻。常见症状还有口干口苦、口中有异味等。

☞ 看手掌色泽变化

艮位出现网状血管，震位有红色斑点分布。

☞ 看指甲特征

左手中指甲根部有白色圆点，提示应预防糖尿病；十指指甲均呈凹勺状，提示糖尿病已久。

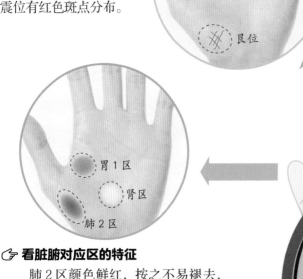

☞ 看脏腑对应区的特征

肺2区颜色鲜红，按之不易褪去，为多饮、烦渴为主的上消症状；胃1区温热、潮红，则是多食善饥的中消症状；肾区苍白不泽，为尿频、尿多的下消症状。

糖尿病手诊法

面诊法

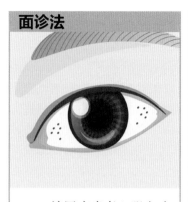

糖尿病患者双眼白睛常常有小红点出现；面容消瘦，牙齿松动，经常发炎，手足麻木，嗜睡；视力快速减退，屈光不正。

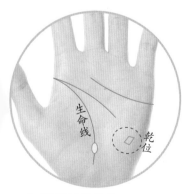

☞ 看掌纹线变化

皮肤区干燥，生命线上有障碍线介入或出现岛形纹，乾位色暗并伴有"□"形纹，提示糖尿病。

糖尿病的日常护理

糖尿病除药物治疗外，还要注意饮食，适当运动，控制体重，作息规律，注意情绪调节。饮食上应少油、少盐、少糖，定时定量进餐，限制主食、油脂的摄入，忌糖类、烟酒、浓茶、咖啡等。

糖尿病手疗法

▷ 手部按摩法

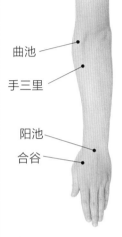

取劳宫、曲池、手三里、合谷、阳池等穴。点按曲池、手三里、合谷等50~100次。掐按劳宫50~100次，可多掐按几次，因为此穴是活血化瘀的临床常用穴。反复刺激此穴，可改善全身的血液循环恶化症状。

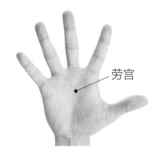

▷ 手疗操

两掌相合，食指中指弯曲，五指相挤压，并左右摇摆（图1）。

右手掌心向下，用左手手指交叉于右手五指缝中，可以随意按压（图2）。

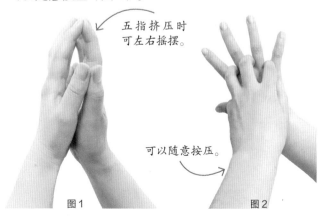

五指挤压时可左右摇摆。

可以随意按压。

图1　　图2

甲亢——小鱼际和事业线上有横纹

甲状腺功能亢进症，简称"甲亢"，是由多种病因引起的甲状腺激素分泌过多导致的一种内分泌病，病理上呈弥漫性，中医称之为"瘿病"。甲亢发病往往有一定的诱因，常见的诱因有感染、肺炎、扁桃体炎、过度疲劳、怀孕、精神刺激等。

手诊小贴士	
脏腑对应区	脑3区有褐斑，眼1区有青黑凸起 >
手掌色泽	拇指根部有红色晕斑 >
八卦星丘	明堂鲜红，坎位青暗 >
掌纹线	小鱼际和事业线上有横纹 >

甲亢的症状表现

常见症状有进食和排便次数增多、甲状腺肿、心烦易怒、口苦咽干、眼睛轻度突出、眼睑呆滞、消瘦、手掌多汗等。

☞ 看手掌色泽变化

拇指根部散布红色晕斑，提示心火旺，有心悸、心动过速等症状。

☞ 看八卦星丘的特征

明堂色泽鲜红，掌根坎位及小指肾经穴亦淡白无华或呈现青暗，表明患者多食易饥。

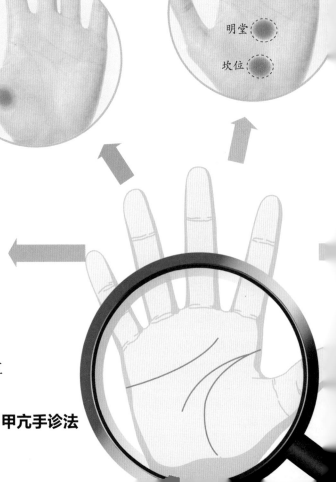

肾经穴

明堂

坎位

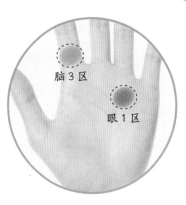

脑3区

眼1区

☞ 看脏腑对应区的特征

脑3区可见褐色斑块，眼1区有青黑色凸起，提示甲亢。

甲亢手诊法

面诊法

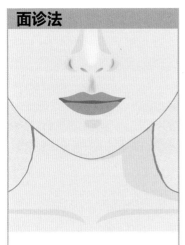

甲亢患者颈部粗大，并有血管杂音；多数患者还常常有眼球凸出、眼睑水肿、视力减退等症状。

甲亢的日常护理

甲亢患者在调养过程中，饮食尤其重要，同时还要加强运动，调节情绪。饮食上建议少吃辛辣刺激的食物，多吃新鲜水果蔬菜和高蛋白饮食。

甲亢手疗法

▷ 手部按摩法

用拇指螺纹面按揉劳宫、心悸点、多汗点各20次，力度适中。

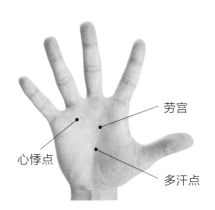

劳宫

心悸点

多汗点

▷ 手疗操

用木棒呈向心方向从小指尖端部沿掌骨线向下均匀点刺（图1）。

将两个圆球相互靠紧放在手心，用指力旋转两球（图2）。

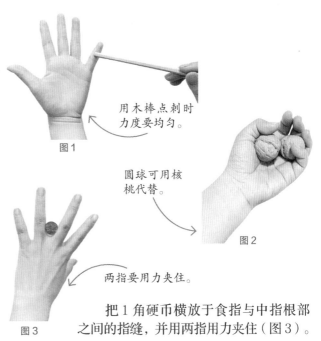

用木棒点刺时力度要均匀。

图1

圆球可用核桃代替。

图2

两指要用力夹住。

图3

把1角硬币横放于食指与中指根部之间的指缝，并用两指用力夹住（图3）。

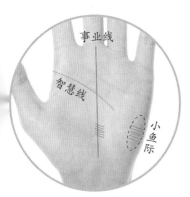

事业线

智慧线

小鱼际

☞ 看掌纹线变化

小鱼际和事业线上出现许多细小横纹，智慧线较淡，表明患者精神紧张，情绪易激动。

头痛——手掌出现通贯掌或通贯掌呈链条状

头痛指由于外感与内伤致使脉络绌急或失养，清窍不利所引起的疼痛。头痛可分为原发性头痛、继发性头痛和其他类型头痛。头痛往往起病突然，反复发作，可在疲劳、失眠、情绪激动等情况下诱发。

手诊小贴士	
脏腑对应区	脑1区有青筋，肝区青暗 >
手指特征	食指第二指节有"☆"形纹 >
指甲特征	食指指甲有红斑 >
掌纹线	出现通贯掌或通贯掌呈链条状 >

头痛的症状表现

表现为头颅上半部疼痛，还包括偏头痛、紧张性头痛、三叉神经痛等。

☞ **看指甲特征**

食指指甲面有边缘清楚的红斑，同时双耳呈现青紫色，提示头痛正在发作。

☞ **看手指特征**

智慧线上出现斜向小指的干扰线，且食指第二指节有"☆"形纹者，平时抑郁寡言，稍受刺激就会不安，易引发紧张性头痛。

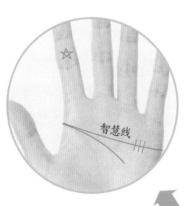

智慧线

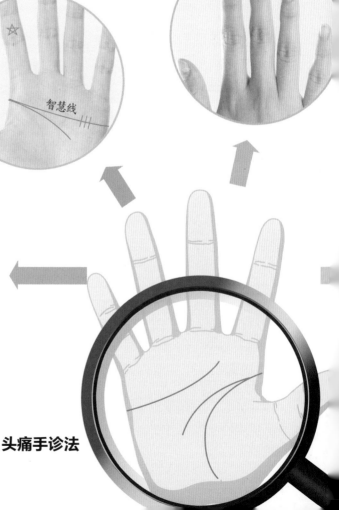

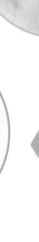

肝区

脑1区

☞ **看脏腑对应区的特征**

脑1区青筋呈现，肝区伴有青暗，为血管性头痛。

头痛手诊法

面诊法

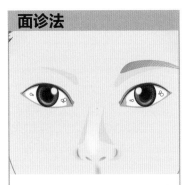

出现一侧眉毛脱落，多为三叉神经痛引起；鼻子向一侧歪斜，提示经常头痛；白睛内有火柴头状的毛细血管，提示受伤性头痛。

头痛的日常护理

头痛时，饮食上要多食富含镁元素的食物，如腰果、杏仁、香蕉等，可缓解头痛。避免饮酒以及过量食用高脂肪食物。运动可帮助缓解紧张与压力，放松心情，也可以听一些舒缓安静的音乐，转移注意力，缓解头痛。

头痛手疗法

▷ 手部按摩法

取合谷、神门、阳池等穴。点按各穴位50~100次，重点在神门、合谷，可再用拇指指甲掐按合谷、神门各20~30次。

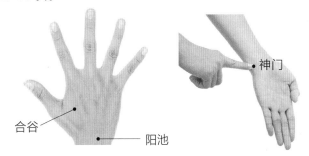

神门

合谷

阳池

▷ 手疗操

右手空心握拳，微屈五指，拇指对挤中指，两指指尖相掐（图1）。

右手五指撮合一起，用左手掌紧紧包裹右手五指，一紧一松地用力挤压（图2）。

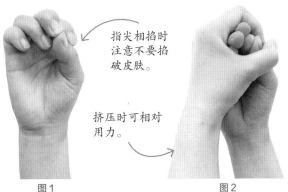

指尖相掐时注意不要掐破皮肤。

挤压时可相对用力。

图1　　　　　　　图2

☞ **看掌纹线变化**

手掌中仅有生命线和通贯掌，或通贯掌呈链条状，提示易头痛。

通贯掌

生命线

失眠——智慧线末端有"△"形纹

失眠又称"不寐"，是经常不能正常睡眠的一种病症，常伴有白天精神状况不佳、反应迟钝、疲倦乏力，严重影响日常生活和工作学习。

手诊小贴士	
八卦星丘	巽位有紫暗色青筋；离位处有青筋 ›
手指特征	食指掌指关节出现片状白色 ›
掌纹线	智慧线尾端有"△"形纹 ›

失眠的症状表现

失眠表现为难以入睡、睡后易醒、睡眠不实，并伴有疲劳、记忆力下降、反应迟缓、注意力不集中、头痛等症状。

☞ **看手指特征**

食指掌指关节附近出现片状白色，提示心脾两虚，多梦易醒。

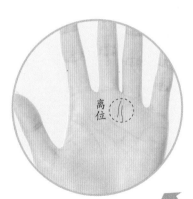

☞ **看八卦星丘的特征**

中指下离位纹路散乱，青筋浮起，表明心火旺盛，扰乱心神而不寐。

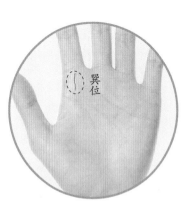

☞ **看八卦星丘的特征**

巽位有一条紫暗色青筋直冲食指，则表明情态失和，肝经郁结，性急善怒，烦躁不易入眠。

失眠手诊法

面诊法

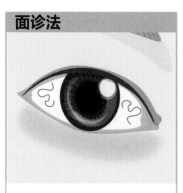

眼部外眦血管弯曲，色深，年轻人双眼下睑皮肤呈青黑色，都是提示失眠、多梦的信号。

失眠的日常护理

对于失眠患者，饮食上以清淡而富含蛋白质、维生素的食物为宜。此外也要养成良好的生活习惯，定时休息，睡前不饮浓茶、咖啡等饮品。

失眠手疗法

▷ **手部按摩法**

掐按合谷、中冲、内关、神门各 30 次，力度以疼痛为宜。重点在神门、合谷，可用拇指指甲掐 20~30 次，加强刺激。

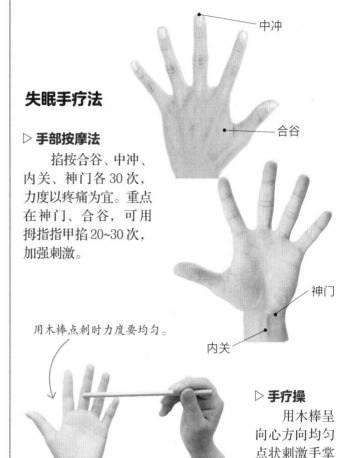

中冲

合谷

神门

内关

用木棒点刺时力度要均匀。

图1

▷ **手疗操**

用木棒呈向心方向均匀点状刺激手掌中指（图1）。

用木棒呈向心方向从小指尖端沿掌骨线向下均匀点刺（图2）。

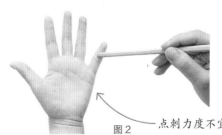

图2

点刺力度不宜过大。

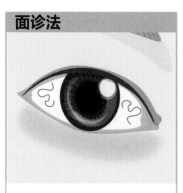

智慧线

☞ **看掌纹线变化**

智慧线尾端有"△"形纹，提示神经衰弱导致失眠。

运动系统疾病

肩周炎——智慧线上有干扰线

肩周炎，全称为"肩关节周围炎"，好发于50岁左右的人，故又称"五十肩"。因患病以后，肩关节不能运动，仿佛被冻结或凝固，故又称"冻结肩""肩凝症"。

手诊小贴士	
手背特征	肩点有暗褐色斑点 ❯
手掌色泽	手掌青暗，有白点 ❯
手指特征	食指指根有青筋 ❯
掌纹线	智慧线中央有干扰线 ❯

肩周炎的症状表现

肩部疼痛是本病的症状。开始时肩部某处出现疼痛，并与动作、姿势有明显关系。严重时患肢不能梳头、洗脸。这种疼痛可引起持续性肌肉痉挛。

☞ **看手掌色泽变化**

手掌色泽青暗，有白色斑点。

☞ **看手指特征**

食指指根处有青筋，提示可能患有肩周炎。

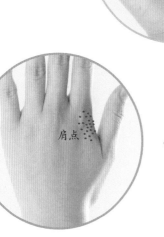

☞ **看手背特征**

手背肩点周围有暗褐色斑点出现。

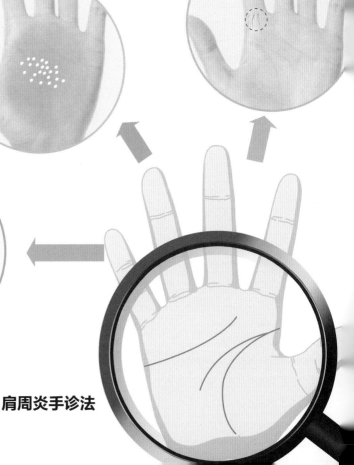

肩周炎手诊法

面诊法

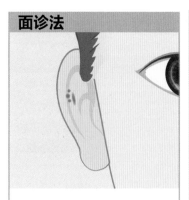

　　耳部肩区可见点状或片状红晕，或点状白色边缘处有红晕，或呈暗红色改变，提示可能患有肩周炎。

肩周炎的日常护理

　　肩周炎患者日常生活中可通过保护肩部、多运动、补充钙质来调理。饮食上要加强营养，中老年人尤其要注意补充钙质，如牛奶、鸡蛋、豆制品、骨头汤、木耳等含钙量较高的食物。

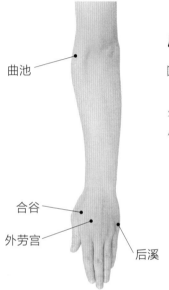

曲池

合谷

外劳宫

后溪

肩周炎手疗法

▷ 手部按摩法

　　掐揉曲池、合谷、后溪、外劳宫等穴各 30~50 次，力度稍重，以胀痛为宜。

▷ 手疗操

　　右手空心握拳，微屈五指，拇指与小指指尖相掐（图1）。

　　右手掌横握左手，右手四指尖端点按左手背皮肤，同时左手掌竭力外抗（图2）。

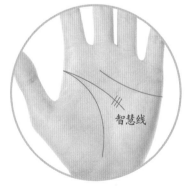

智慧线

☞ 看掌纹线变化

　　智慧线中央有 2~3 条竖立的干扰线切过。

操作时不要用力过大，避免掐破皮肤。

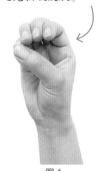

图1

操作时左手要竭力外抗。

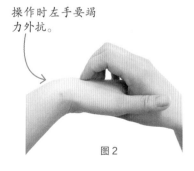

图2

类风湿性关节炎——指节上有粗纵纹

类风湿性关节炎是一种病因不明的慢性、以炎性滑膜炎为主的自身免疫病。其特征是手和足小关节的多关节、对称性、侵袭性关节炎症，容易导致关节畸形及功能丧失。此病可发生于任何年龄，高发年龄为 40~60 岁。

手诊小贴士	
八卦星丘	金星丘低平 ❯
手掌色泽	光润柔滑，水样透明 ❯
手指特征	中指、食指上有白斑 ❯
手线	指节上有粗纵纹 ❯

类风湿性关节炎的症状表现

发病初期的关节表现为关节晨僵、肿胀、疼痛等，可伴有体重减轻、低热及疲乏感等全身症状。最后可发生关节畸形，并丧失关节正常的功能。

☞ 看手指特征

两手中指、食指上有白斑，而且食指与无名指第二指节较长，提示钙质吸收功能不健全。

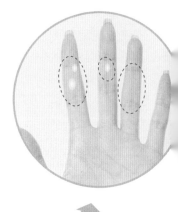

☞ 看手掌色泽变化

手掌皮肤光润柔滑，水样透明，指关节肿大，小指向食指侧弯曲，提示患有风湿病。

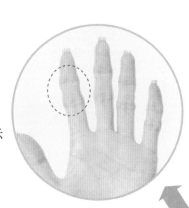

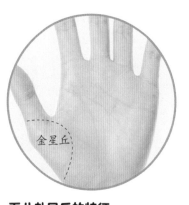

金星丘

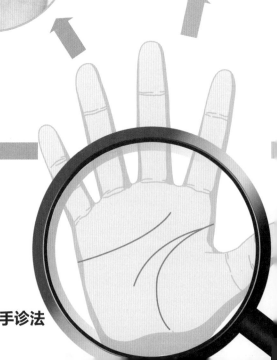

☞ 看八卦星丘的特征

金星丘低平，提示患有类风湿性关节炎。

类风湿性关节炎手诊法

面诊法

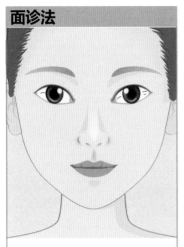

类风湿性关节炎患者更容易发生干燥综合征。此病会降低眼睛和口腔含水量，继而导致眼睛干涩和口腔干燥。

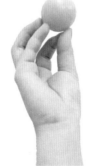

☞ **看手线变化**

指节上有粗纵纹，提示患有类风湿性关节炎。

类风湿性关节炎的日常护理

类风湿性关节炎患者应保证合理饮食，摄取足量均衡的营养，提高身体免疫力。避免久居低洼、潮湿的环境，房间要保持通风，衣服、毛巾、被单要保持干净、干爽，多晒太阳。此外应养成健康的生活习惯，提高自身免疫力。

类风湿性关节炎手疗法

▷ **手部按摩法**

点按肘部的尺泽、曲泽、曲池各 30~50 次，力度以酸痛为宜，缓慢按摩；按揉太渊、大陵、阳溪、阳池各 30~50 次，力度稍重，以酸、胀、痛为宜。

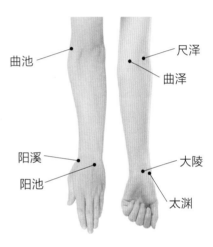

曲池　　尺泽　　曲泽　　阳溪　　阳池　　大陵　　太渊

▷ **手疗操**

用五指顶部托住圆球，使用指力让球悬空旋转而不贴住手掌心（图1）。

要让球悬空旋转而不贴住手掌心。

图1

把圆球放在手背上，使球在手背上前后左右倾斜和滚动（图2）。

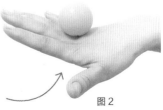

让圆球在手背上倾斜和滚动。

图2

颈椎病——事业线上有菱形纹

颈椎病是指颈椎间盘发生退变，影响脊柱的稳定性，久而久之产生骨质增生，使脊髓、神经根、椎动脉、交感神经等受到刺激或压迫，引起的颈椎病变。颈椎病的发病原因有颈部劳损、颈椎增生、姿势不正确、周围组织感染、颈部外伤等。

▼ 颈椎病的症状表现

常见症状有颈背疼痛、上肢无力、手指发麻、下肢乏力、行走困难、头晕、恶心、呕吐等。

中医诊断法	特征表现	病理提示
看掌纹	事业线上有菱形纹	提示颈椎病
	左手颈椎区有"十"字纹	
看手掌颜色	手背颈椎区有暗褐色或咖啡色斑点	
看指甲	食指甲面有凸起明显的纵横交错的格子纹	
其他诊断	耳部颈椎区出现隆起结节	
	眼睛上部有深色弯曲的血管	提示颈项痛

▼ 颈椎病手诊法

"十"字纹 | 菱形纹 | 食指甲面有格子纹 | 面部表现

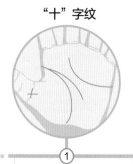
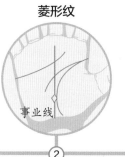
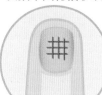
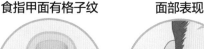
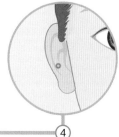

事业线

① 左手颈椎区有"十"字纹。

② 事业线上有菱形纹。

③ 食指甲面有凸起明显的纵横交错的格子纹。

④ 耳部颈椎区出现隆起结节，提示颈椎病。

▼ 颈椎病手疗法

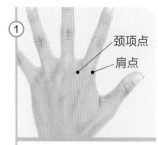

① 颈项点
肩点

按摩肩点、颈项点
用拇指指端用力掐揉肩点、颈项点各20次。

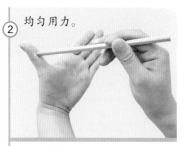

② 均匀用力。

手疗操
掌心向里，以木棒自上而下均匀点状用力刺激拇指横屈纹。

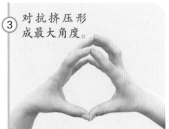

③ 对抗挤压形成最大角度。

手疗操
五指相对，各指尖直对，对抗挤压形成最大角度。

腰椎间盘突出症——生命线末端出现"人"字纹

腰椎间盘突出症是脊柱外科常见病和多发病，是引起下腰痛和腰腿痛的常见原因。随着年龄的增长，腰椎间盘逐渐发生变性、萎缩、弹性减退，当腰部受到一次较重的外伤或多次反复的不明显的损伤时，就可能引起腰椎间盘突出症。

▼ 腰椎间盘突出症的症状表现

主要表现为腰痛、坐骨神经痛、下肢麻木。

中医诊断法	特征表现	病理提示
看掌纹	生命线末端出现小凹陷	提示腰椎间盘突出
	掌面地丘处，生命线末端出现分叉纹，形成"人"字纹	
其他诊断	耳部腰骶椎区有隆起变形，呈结节状改变	提示腰椎退行性病变

▼ 腰椎间盘突出症手诊法

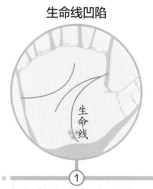

生命线凹陷

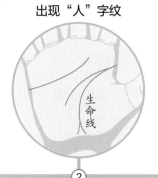

出现"人"字纹

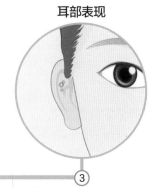

耳部表现

① 生命线末端出现小凹陷。

② 生命线末端出现分叉纹，形成"人"字纹。

③ 耳部腰骶椎区有隆起变形，呈结节状改变。

▼ 腰椎间盘突出症手疗法

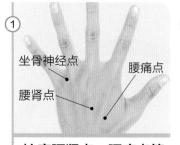

① 坐骨神经点 腰痛点 腰肾点

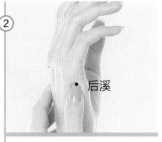

② 后溪

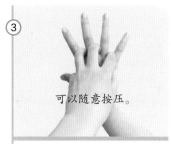

③ 可以随意按压。

按摩腰肾点、腰痛点等

用拇指指腹按揉腰肾点、腰痛点、坐骨神经点各 20 次。

按摩后溪穴

用拇指指腹按揉后溪 20 次。

手疗操

右手掌心向下，用左手手指交叉于右手指缝中，可以随意按压。

妇科疾病

月经不调——生命线尾部有"米"字纹

月经不调是妇科常见病，指月经周期和经量、色、质上的病理变化，表现为月经周期或出血量的异常，可伴月经前、经期时腹痛及全身症状。月经期间感受寒凉、饮食不规律、情绪不舒畅等会导致月经不调，肾气虚、气血瘀滞、气血两虚等也会导致月经不调。

手诊小贴士	
脏腑对应区	子宫区有青斑 ›
手掌色泽	掌色青暗或鲜红 ›
腕横纹特征	断裂或有青筋穿过 ›
掌纹线	生命线尾部有"米"字纹 ›

月经不调的症状表现

临床表现为月经周期不规律，经血或多或少，来月经时还会腹痛、腰痛，甚至全身酸痛。

☞ 看腕横纹特征

腕横纹线变浅、断裂，或有青筋穿过腕横纹伸向大鱼际，提示月经不调。

☞ 看手掌色泽变化

掌色青暗或鲜红，大鱼际青筋浮起，提示月经不调。

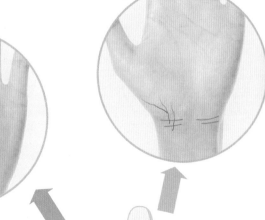

☞ 看脏腑对应区的特征

子宫区有青色斑点，提示月经不调。

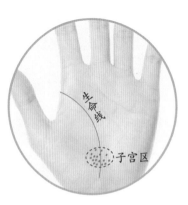

月经不调手诊法

面诊法

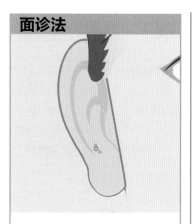

女性耳部内分泌区出现点状或小片状暗红色斑点，肾区出现点状或小片状淡红色斑点。经常月经不调的女性面色暗黄。

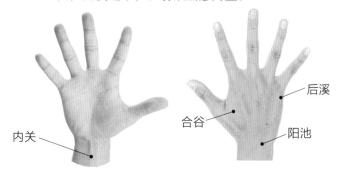

月经不调的日常护理

月经不调如果不及时调理，容易引发其他妇科疾病，因此要引起重视。可以通过饮食进行调理，气血不足者，可吃大枣、核桃等补血补气食物；气滞血瘀者，可吃山楂、海带等活血化瘀的食物。

月经不调手疗法

▷ 手部按摩法

用拇指指腹按揉合谷、后溪、阳池、内关各50~100 次，力度适中，以有酸痛感为宜。

内关

后溪

合谷

阳池

▷ 手疗操

戒指戴在无名指中节上，用手转动戒指对手指进行刺激（图1）。

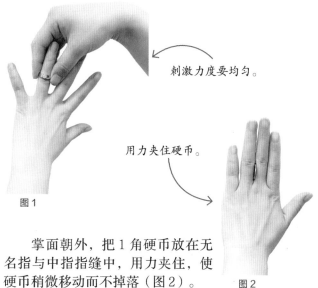

刺激力度要均匀。

用力夹住硬币。

图1

图2

掌面朝外，把1角硬币放在无名指与中指指缝中，用力夹住，使硬币稍微移动而不掉落（图2）。

👉 **看掌纹线变化**

生命线尾部有"米"字纹或"十"字纹，提示卵巢功能失调导致月经不调。

生命线

痛经——生命线外侧有"△"形纹

痛经可分为原发性痛经和继发性痛经。原发性痛经不是器质性疾病，是由于子宫血流受阻，导致子宫缺血、缺氧引起的周期性疼痛；继发性痛经是盆腔器质性疾病，如妇科病、肿瘤、反复人工流产等原因导致的。

手诊小贴士	
脏腑对应区	肝区青暗 >
手掌色泽	小鱼际有斑点，大鱼际发青 >
八卦星丘	坎宫有青筋、细乱纹 >
掌纹线	生命线外侧有"△"形纹 >

痛经的症状表现

主要表现为伴随月经周期规律性小腹痉挛痛或胀痛，有时还会出现乳房胀痛、恶心、四肢冰凉等症状。

☞ 看手掌色泽变化

小鱼际有紫黑色斑点，按之不易褪色。大鱼际处颜色发青，表示少腹部位有瘀血。

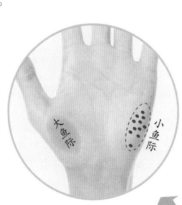

☞ 看八卦星丘特征

坎宫有明显的青筋显露，微有塌陷，有细乱纹出现，多提示患有痛经。

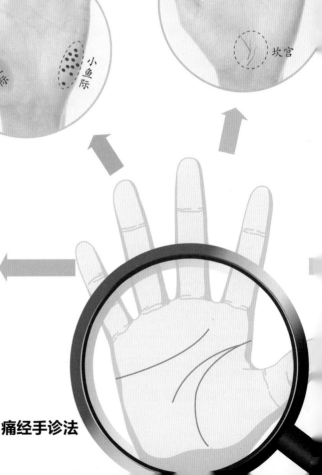

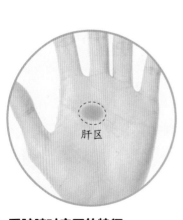

☞ 看脏腑对应区的特征

肝区青暗，多为肝肾虚损，不能濡养胞脉，行经后绵绵作痛。

痛经手诊法

面诊法

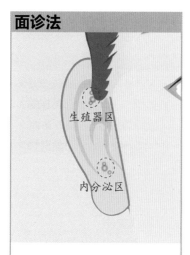

生殖器区

内分泌区

青年女性双耳三角区毛细血管扩张；耳部生殖器区出现点状或小片状红晕；耳部内分泌区亦可见小点状红晕。以上表现均提示痛经。

痛经的日常护理

痛经不仅影响日常生活，还会引发其他疾病，应做好预防和调理。经期前一周应饮食清淡，且富有营养。经期忌吃生冷寒凉、辛辣刺激性、肥甘厚腻的食物，忌饮浓茶、咖啡、烈酒等饮品。

痛经手疗法

▷ **手部按摩法**

用拇指掐按合谷、内关各 50~100 次，力度以酸痛为宜。

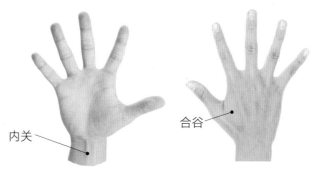

内关

合谷

▷ **手疗操**

两拇指、小指相抵，其余三指交叉（图1）。

把戒指戴在中指第二关节处，并上下移动戒指（图2）。

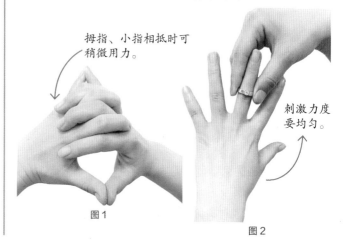

拇指、小指相抵时可稍微用力。

刺激力度要均匀。

图1

图2

☞ **看手线变化**

生命线外侧有一个明显的"△"形纹，多提示此人患有痛经。

生命线

子宫肌瘤——生命线尾端有2个小岛形纹

子宫肌瘤全称为"子宫平滑肌瘤"，是女性生殖器官中较为常见的一种良性肿瘤，主要由子宫平滑肌细胞增生引起，多见于30~50岁妇女。依肌瘤生长的部位可分为子宫体肌瘤和子宫颈肌瘤。

手诊小贴士	
脏腑对应区	子宫区有黑斑，耳区有褐斑 ＞
八卦星丘	坤位有黄色丘疹 ＞
掌纹线	生命线尾端有"□"形纹 ＞
掌纹线	生命线尾端有2个小岛形纹 ＞

子宫肌瘤的症状表现

子宫肌瘤临床上以包块为主要症状，可出现月经异常、子宫出血、腹部胀满或疼痛、白带异常、贫血、不孕及流产等。

☞ 看掌纹线变化

生命线尾端线上出现"□"形纹，多提示子宫内膜增生。

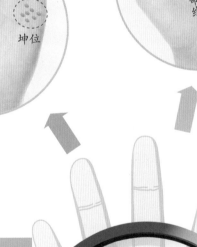

生命线

☞ 看八卦星丘变化

坤位出现黄色样小米粒丘疹，提示子宫颈糜烂信号。

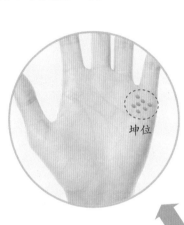

坤位

感情线 耳区

生命线

子宫区

☞ 看脏腑对应区的特征

子宫区出现黑色暗斑，耳区出现淡褐色斑点，提示患者有月经过多和继发贫血等症状出现。

子宫肌瘤手诊法

面诊法

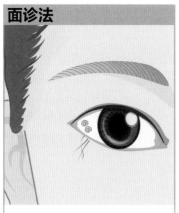

女性眼外眦三角区有色深的钩状或螺旋状血管者，易患子宫肌瘤；女性眼外眦角下方有一条或多条深红色血管，提示子宫肌瘤。

子宫肌瘤的日常护理

子宫肌瘤因为不易被察觉，所以平常更要勤于观察，发现异常及时检查，日常生活中做好预防保健。患病期间，饮食宜清淡，不宜食羊肉、虾、蟹等发物，慎吃含有雌激素的食物或保健品。

子宫肌瘤手疗法

▷ **手部按摩法**

用食指、中指、无名指螺纹面按摩生殖区 20 次，用拇指顶端掐按脾胃穴、生殖穴、肾穴各 20 次。

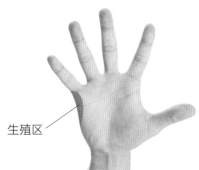

生殖区

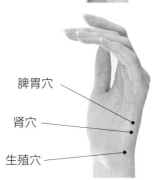

脾胃穴

肾穴

生殖穴

▷ **手疗操**

把手表或松紧带戴在手腕上，转动手表或松紧带伸缩（图1）。

戒指戴在无名指中节上，另一只手转动戒指对手指进行刺激（图2）。

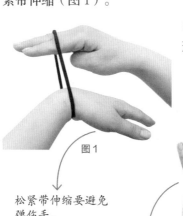

图1

松紧带伸缩要避免弹伤手。

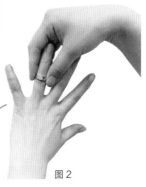

五指尽力张开。 图2

☞ **看掌纹线变化**

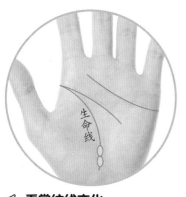

生命线

生命线尾端有 2 个紧密相连的小岛形纹，提示可能患有子宫肌瘤。

更年期综合征——三大主线上都有干扰线

更年期是指妇女从生育期向老年期过渡的一段时期，是卵巢功能逐渐衰退的时期，始于 40 岁，历时 10~20 年，绝经是重要标志。在此期间，因性激素分泌量减少，出现以自主神经功能失调为主的症候群，称为"更年期综合征"。

手诊小贴士	
八卦星丘	坎位凹陷，艮位发青 ›
手掌色泽	掌色红，乾位鲜红 ›
手掌特征	小鱼际外缘膨胀呈圆弧状 ›
掌纹线	三大主线有干扰线穿过 ›

更年期综合征的症状表现

主要症状表现为面部、颈部及胸背部的皮肤潮红，心率加快，情绪不稳定，易激动、紧张或抑郁，烦躁不安，失眠多梦，头痛、腰腿痛，眩晕耳鸣，血压波动等。

☞ **看手掌色泽变化**

掌色红，尤其乾位颜色鲜红，提示血压不稳。

☞ **看手掌特征**

小鱼际外缘膨胀呈圆弧状，提示血压不稳。

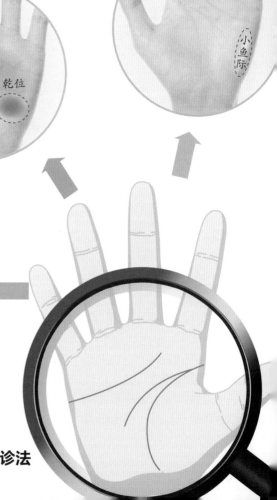

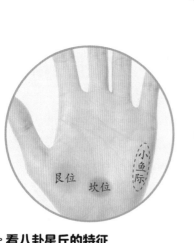

☞ **看八卦星丘的特征**

坎位凹陷，小鱼际部位松软，艮位发青，提示患有更年期综合征。

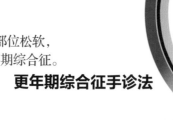

更年期综合征手诊法

面诊法

人中有条纵纹，从唇向鼻部伸去，人中变平坦、变浅，并有青色泛起，提示有更年期综合征。

更年期综合征的日常护理

少数妇女由于机体不能很快适应，症状比较明显，但一般并不需要特殊治疗，只需注意饮食的调养，就会自然过渡。患者应多食谷物纤维及足量水果蔬菜，坚持少油、控糖、少盐的饮食原则，平时也要注意养成良好的生活习惯。

更年期综合征手疗法

▷ **手部按摩法**

按揉内关、合谷、中泉、中魁各穴位30~50次，力度适中，以产生胀痛感为宜。

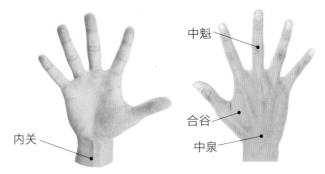

▷ **手疗操**

食指外搭在中指背上，由上向下用力按压（图1）。

两手握拳，掌心朝下，使掌骨突起处与对拳凹陷处贴紧压迫（图2）。

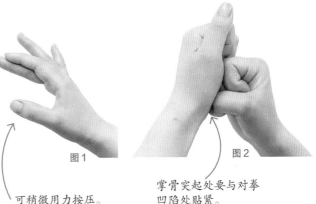

图1

图2

可稍微用力按压。

掌骨突起处要与对拳凹陷处贴紧。

☞ **看掌纹线变化**

感情线、智慧线和生命线这三大主线有干扰线穿过，干扰线浅淡细长，提示患者情绪不稳定、烦躁不安、失眠多梦。

感情线
智慧线
生命线

卵巢囊肿——出现悉尼线

卵巢囊肿为女性常见妇科疾病，以 20~50 岁女性较为多见。卵巢囊肿的致病因素比较复杂，为多因素致病，如遗传、环境、激素、病毒等，其中环境和内分泌是主要的致病因素。

▼ 卵巢囊肿的症状表现

临床表现为可动性，中等大小的腹内包块，一般无触痛，往往能自盆腔推移至腹腔。

中医诊断法	特征表现	病理提示
看掌纹	生命线末端有几个小岛形纹	提示可能患有卵巢囊肿
	手掌出现悉尼线	
	悉尼线末端有小的岛形纹	提示卵巢囊肿病情进一步恶化
看八卦星丘	坎位有红色或暗色斑点	提示可能患有卵巢囊肿
其他诊断	女性瞳孔明显缩小	

▼ 卵巢囊肿手诊法

坎位有红斑

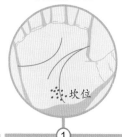

出现悉尼线

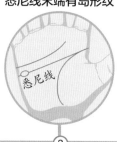

悉尼线末端有岛形纹

眼部表现

① 坎位有红色或暗色斑点，提示因内分泌失调导致的卵巢囊肿。

② 手掌出现悉尼线。

③ 悉尼线末端有小的岛形纹，提示卵巢囊肿病情进一步恶化。

④ 女性瞳孔明显缩小。

▼ 卵巢囊肿手疗法

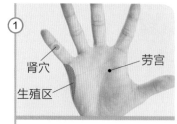

① 肾穴 劳宫 生殖区

手部按摩法

用拇指螺纹面按揉生殖区 15 次，用单指或大小鱼际快速摩擦劳宫、肾穴各 20 次。

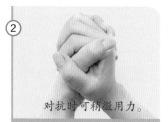

② 对抗时可稍微用力。

手疗操

右手手掌放在左手手掌中，左手四指内收与拇指一起挤压右手手掌，用力对抗。

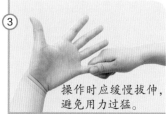

③ 操作时应缓慢拔伸，避免用力过猛。

手疗操

左手五指伸开，用右手呈离心方向缓慢地拔伸左手小指根部 15 次。两手交替操作。

乳腺增生——两大主线之间有叶状岛形纹

乳腺增生是乳腺上皮和纤维组织增生，乳腺组织导管和乳腺小叶在结构上的退行性病变及进行性结缔组织的生长。乳腺增生是女性常见的乳房疾病。乳腺增生是由内分泌功能紊乱引起的，情绪不好、心情烦躁等心理因素也是致病原因。

▼ 乳腺增生的症状表现

表现为乳房周期性疼痛，每月月经前疼痛加剧，经期结束后疼痛缓解或消失。严重者经前经后均呈现持续性疼痛。

中医诊断法	特征表现	病理提示
看掌纹	无名指下感情线和智慧线之间有叶状岛形纹	提示可能患有乳腺增生
看手掌颜色	大鱼际颜色发青，肝区青暗	
看指甲	中指指甲面有辫样变条凸纹	
其他诊断	女性目内眦处生有凸起的肉结	
	女性耳部胸椎区有白点	

▼ 乳腺增生手诊法

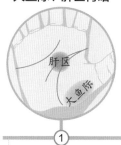 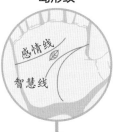 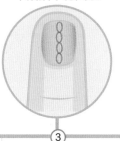 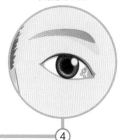

大鱼际、肝区青暗	岛形纹	中指指甲有凸纹	面部表现
① 大鱼际颜色发青，肝区青暗。	② 无名指下感情线和智慧线之间有叶状岛形纹。	③ 中指指甲甲面有辫样变条凸纹。	④ 女性目内眦处生有凸起的肉结。

▼ 乳腺增生手疗法

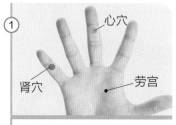

① 按摩心穴、肾穴、劳宫

用单指或大小鱼际快速摩擦心穴 15 次；用单指或大小鱼际快速摩擦肾穴、劳宫各 20 次。

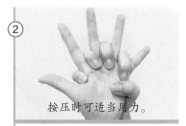

② 按压时可适当用力。

手疗操

左手掌掌心向上，五指散开，右手手指交叉于左手五指缝中，手指内收用力点按左手。

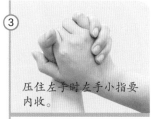

③ 压住左手时左手小指要内收。

手疗操

左手小指内收，然后用右手压住左手，再用左手三指搭按右手手背。

其他常见病

贫血——智慧线末端有"八"字形分叉

贫血是指人体外周血中红细胞减少，当低于正常范围的下限时则不能对组织器官充分供氧。这将引起一系列症状，甚至导致进一步的器官病变，这一临床综合征被统称为"贫血"。贫血分为失血性贫血、溶血性贫血和再生障碍性贫血。

手诊小贴士	
脏腑对应区	眼1区、肾区有青筋；肝区青暗 ›
手掌色泽	掌心色白 ›
指甲特征	指甲苍白、薄脆 ›
掌纹线	智慧线末端有"八"字形分叉 ›

贫血的症状表现

临床表现主要为患者皮肤苍白、面色无华，由于血红蛋白减少，血液携氧能力降低，全身的组织和器官可以出现代偿性的功能改变，如呼吸急促、心跳加快、食欲不振、腹泻、闭经、性欲减退等症状。

☞ 看手掌色泽变化

掌心色白，手掌皮肤皱纹处淡白无华。

☞ 看指甲特征

手指为圆锥形，指甲颜色苍白，指甲薄脆呈勺形。

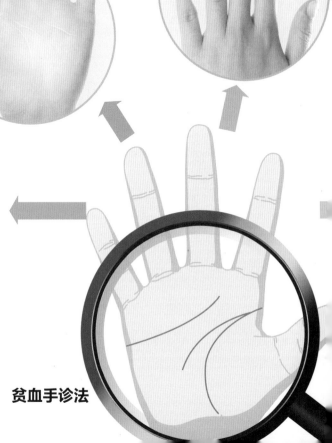

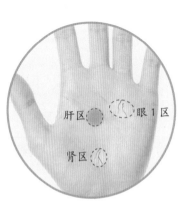

肝区　眼1区

肾区

☞ 看脏腑对应区的特征

眼1区和肾区颜色偏白，青筋浮现。肝区青暗无光，郁结不散。

贫血手诊法

面诊法

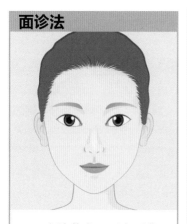

　　皮肤苍白，面色无华，全身乏力，注意力不集中，提示可能患有贫血。

贫血的日常护理

　　贫血患者饮食要富有营养且易于消化，食物必须多样化，不应偏食，否则会因某种营养素的缺乏而引起贫血。饮食应有规律、有节制，严禁暴饮暴食。多食含铁丰富的食物，如猪肝、猪血、瘦肉、奶制品、豆类、大米、苹果、绿叶蔬菜等。

贫血手疗法

▷ 手部按摩法

　　点揉内关、神门各 50~100 次，力度适中，以酸痛为宜。推压手心50~100次，力度稍重。

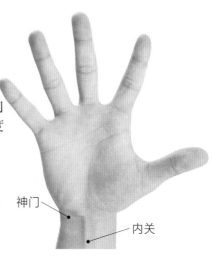

神门

内关

▷ 手疗操

　　伸掌，五指散开，用牙刷平刷手心，上下各刷30遍（图1）。

图1

可早晚各做1次。

　　把圆球置于手掌中心，五指张开，用五指根出力进行旋转，顺时针、逆时针各 10 次（图2）。

可先顺时针旋转，再逆时针旋转。

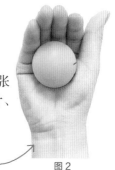

图2

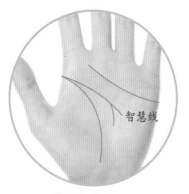

智慧线

☞ 看掌纹线变化

　　智慧线末端有分叉，且成"八"字形，提示贫血信号。

痤疮——生命线尾端纹理紊乱

痤疮是皮肤科比较常见的毛囊皮脂腺慢性炎症性疾病，皮损好发于面颊、额部和下颌，可累及躯干，如前胸部、背部及肩胛部，以粉刺、丘疹、脓疱、结节、囊肿及瘢痕为特征，常伴皮脂溢出，好发于青春期男女。

手诊小贴士	
脏腑对应区	肺 2 区鲜红 ❯
八卦星丘	震位呈红色，巽位有病理纹 ❯
掌纹线	生命线尾端纹理紊乱 ❯

痤疮的症状表现

初起皮损多为位于毛囊口的粉刺，分白头粉刺和黑头粉刺两种，在发展过程中可产生红色丘疹、脓疱、结节、脓肿、囊肿及瘢痕。

☞ 看八卦星丘的特征

震位呈红色，纹理杂乱，巽位有病理纹，说明痤疮因过食肥甘、油腻、辛辣的食物所致。

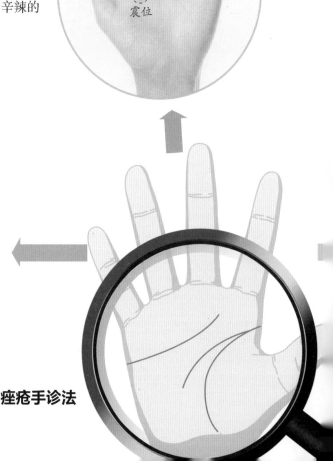

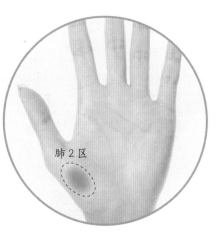

☞ 看脏腑对应区的特征

肺 2 区颜色鲜红，说明痤疮与肺经风热有关。

痤疮手诊法

面诊法

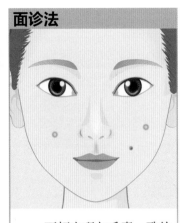

面颊出现与毛囊一致的圆锥形丘疹，如白头粉刺及黑头粉刺。白头粉刺可挤出黄白色豆腐渣样物质，这是痤疮的初发阶段。

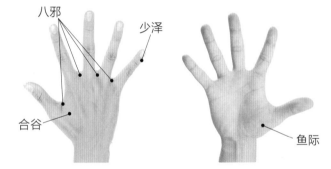

看掌纹线变化

生命线尾端纹理紊乱，提示痤疮为阳热上升，与风寒相搏，郁阻肌肤所致。

痤疮的日常护理

痤疮患者应作息规律，避免熬夜，注意睡眠充足；注意脸部清洁，保持愉快的心情，避免焦虑烦躁；注意饮食，营养均衡，多吃新鲜水果蔬菜，避免过多摄入动物性脂肪及其加工品或奶油、油炸类、甜品以及辛辣刺激性食物。

痤疮手疗法

▷ 手部按摩法

掐按手部的合谷、鱼际、八邪、少泽各50~100次，力度以酸痛为宜。

八邪

少泽

合谷

鱼际

▷ 手疗操

掌心向下，五指散开，十指交叉，使用指力相互挤压（图1）。

图1

用指力挤压时可稍微用力。

右掌心向上，左手手指从右手掌背后交叉进入右手指缝中，两掌用力挤压，右掌向前，左掌向后（图2）。

两手可交替进行。

图2

过敏性鼻炎——鼻区有暗青色斑点

过敏性鼻炎又称"变态反应性鼻炎"，是一些特殊体质的人接触某些物质后所发生的异常反应。此病可呈长年性发作或季节性发作，或在气候突变和受异气异物刺激时发作，可发生于任何年龄，不分性别，但青年人多见。

手诊小贴士	
脏腑对应区	鼻区有暗青色斑点 >
病理纹	"□"形纹 >
指甲特征	无名指指甲有紫色花纹 >
掌纹线	过敏线出现 >

过敏性鼻炎的症状表现

常年性发作型鼻炎患者亦可同时出现季节性的发作。一般会有以下的症状：眼睛发红发痒，并流泪；鼻痒、鼻涕多，多为清水涕，感染时为脓涕，鼻腔不通气；耳闷；打喷嚏；眼眶下黑眼圈；嗅觉下降或者消失等。

☞ **看指甲特征**

十指指甲颜色淡白，无名指指甲有紫色花纹。

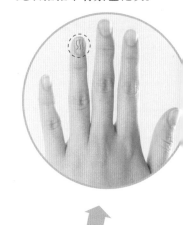

☞ **看病理纹**

食指和中指指缝掌面处有"□"形纹，提示过敏性鼻炎。

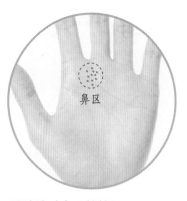

鼻区

☞ **看脏腑对应区的特征**

鼻区有暗青色斑点，凸起不明显。

过敏性鼻炎手诊法

面诊法

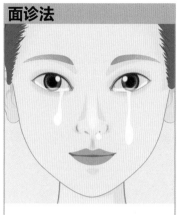

　　过敏性鼻炎患者表现为鼻涕多，还可伴有眼部症状，包括眼痒、流泪、眼睛红肿和灼热感等。

过敏性鼻炎的日常护理

　　过敏性鼻炎患者可多食富含维生素 C 及维生素 A 的食物，如菠菜、大白菜、小白菜、白萝卜等；避免食用生冷、辛辣刺激性食物。避免接触过敏原，如对花粉过敏者减少出门，佩戴口罩、眼镜等；对尘螨过敏者应保持室内环境清洁、干爽，减少尘螨；对动物毛屑过敏者不宜养宠物。

过敏性鼻炎手疗法

▷ **手部按摩法**

　　用拇指螺纹面按揉二间、少商各 20 次。

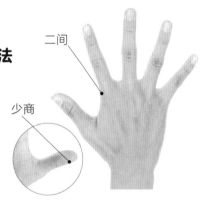

二间

少商

▷ **手疗操**

　　右手直握左手横掌，用右手四指紧扣左手横掌背面进行点按（图1）。

图1

点按时用力要均匀。

　　右手掌横握左手掌，两手五指均扣对掌手背，用力挤压（图2）。

挤压时可稍微用力。

图2

两手可交替进行。

　　右手掌心向下，小指内收，左手俯置于右手掌面之上，压住右手手背，挤压右手小指（图3）。

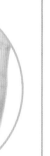

过敏线

☞ **看掌纹线变化**

　　有过敏线出现，提示过敏性鼻炎。

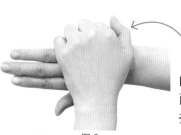

图3